饮食革命
健康无油素食

[英]玛琳·沃森·塔拉 著

廖娟 译

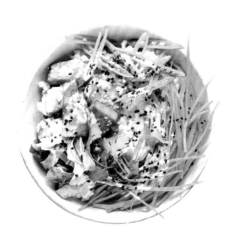

中国轻工业出版社

图书在版编目（CIP）数据

饮食革命：健康无油素食 /（英）玛琳·沃森·塔拉著；廖娟译. —北京：中国轻工业出版社，2022.2
ISBN 978-7-5184-3730-6

Ⅰ.①饮… Ⅱ.①玛… ②廖… Ⅲ.①全素膳食—食物养生 Ⅳ.① R247.1

中国版本图书馆 CIP 数据核字 (2021) 第 227001 号

责任编辑：王晓琛　　　　责任终审：劳国强
整体设计：锋尚设计　　　责任校对：朱燕春　　　责任监印：张京华

出版发行：中国轻工业出版社（北京东长安街6号，邮编：100740）
印　　刷：北京博海升彩色印刷有限公司
经　　销：各地新华书店
版　　次：2022年2月第1版第1次印刷
开　　本：710×1000　1/16　印张：16
字　　数：300千字
书　　号：ISBN 978-7-5184-3730-6　定价：79.80元
邮购电话：010-65241695
发行电话：010-85119835　传真：85113293
网　　址：http://www.chlip.com.cn
Email：club@chlip.com.cn
如发现图书残缺请与我社邮购联系调换
200504S1X101ZYW

致我93岁的超级母亲玛丽·沃森（Mary Watson），

她的口号是：改变永远不会太迟。

（母亲在她90岁生日时成为了完全的素食主义者。）

致我已故的父亲约翰·沃森（John Watson），

他教导我们七个孩子：用你的声音说出真相。

为玛琳和她的书点赞

科学研究表明，当色香味美的素食食物（比如本书中展示的美食）摆在眼前时，愿意遵循健康饮食的人就变得相当可观——85%的人会坚持至少一年的低脂纯素饮食。你可以大快朵颐，同时又能消除多余的脂肪，重获魅力和健康，何乐而不为？玛琳会陪你度过这段美妙的旅程，她能改变你的人生。

约翰·麦克杜格尔（John McDougall）

医学博士，医师，作家和教育家

玛琳在这本书里提供了能够改善你的健康水平所需要的一切信息。从惊艳的食谱、关键的营养点到她个人的感受，你会备受鼓舞并迫不及待地想要行动起来。

尼尔·巴纳德（Neal Barnard）

医学博士，作家，美国责任医师协会主席

显然，玛琳希望我们在品尝美味佳肴的同时还能收获健康和幸福。在书中，玛琳清晰明了地解释了为什么只用蔬食进行烹饪及如何操作。她向我们展示了那么多色彩缤纷的美食，它们不仅对动物友好而且很环保。这些精美的照片能激发灵感，让你跃跃欲试，而且，说不定你可能是朋友和家人中第一个尝试吃素的人。我向你保证，在品尝完书里那些赏心悦目的可口食物之后，你定会感到心满意足。

迈克尔·克拉珀博士（Dr Michael Klaper）

医师，作家，教育家，医学推动者

纯素的食谱书有很多，直到出现了这本。我常说，任何人都可以用白面粉、白糖等精制原料烹饪出纯素食。但真正的挑战和胜利来自于用完整的全食物创造出能满足健康需求的美味。玛琳借助这本书做到了这一点。她将烹饪从"怎么做"转变为"为什么这么做"，关于食物对健康的影响，她有着深刻的真知灼见。对于所有热爱美食的人来说，这是一本必备的书，几乎每个人都需要。

克里斯蒂娜·皮雷洛（Christina Pirello）

艾美奖得主《克里斯蒂娜的烹饪》主持人，畅销书作者

毫无疑问，玛琳是自然平衡饮食（Macrobiotic）素食营养全球领先的权威人士，和她的搭档比尔·塔拉（Bill Tara）——一位现代自然健康运动的先锋一样。她就是一本健康和营养的移动百科全书，并热衷于与所有人分享。而且，像所有富有热情的人一样，玛琳所做的这些事，不是为了追名逐利，而是因为她非常关心他人（无论是人类还是其他生灵）以及我们所居住的星球。在这本书中，玛琳提供的纯素食谱，不仅可以娱悦你的味蕾，还能滋养体内的每个细胞，最大程度地优化身体健康。这本书不仅是一本很棒的食谱书，玛琳用深入浅出又引人入胜的方式介绍了健康饮食的理论，这将永远改变你对食物的看法。

加里·弗兰乔内（Gary Francione）和安娜·查尔顿（Anna Charlton）

法学教授以及人类和动物权利专家

这本书太神奇了！那么多内容丰富的信息竟被用如此通俗易懂的方式呈现出来，所有人都能受到启发并乐享其中，对那些正在转向更健康生活方式的人尤其有用。至于我自己，我承认我没有当厨师的天赋，但我还是被这些简洁明了的食谱给吸引了，而且这本书合理的排版让我很容易就能找到适合各种场合的食谱。谢谢你，玛琳，你是个天才！

玛莎·科特雷尔博士（Dr Martha Cotrel）

医师，老师

玛琳是个多才多艺的人。在我从事健康行业的39年间，我从未见过任何人有如此渊博的营养知识。玛琳的热情来自于她一生对于营养、健康、疗愈和人类生态学的执着。本书证明了她对卓越的追求，并且通过令人胃口大开的菜谱展示了她的热情。她传达了对素食主义的热爱及素食对我们个人的健康和地球的重要性。当你深入研究这本出色的书时，你会和我一样成为她的忠实粉丝。

史蒂文·坎贾诺博士（Dr Steven Cangiano）

美国纽约儿童医学学院外科助理教授，大都会健康集团健康总监

纽约《人类升级杂志》发行人

这本书经常出现在我的书架上。而且，它也应该被放在那些希望看到自己的生活乃至我们的地球发生改变的人的书架上。玛琳的这本书将纯素烹饪提升到了一个新的高度！

西村真由美（Mayumi Nishimura）

《真由美的厨房》作者，麦当娜的私人厨师

在这本书里，玛琳向我们展示了一个个精彩又面面俱到的作品。那些令人耳目一新的食谱、垂涎欲滴的图片和营养均衡的搭配拓展了纯素食的烹饪模式，如果你是厨房"小白"，她会用简单易行的方法带你走进一个全新的、颠覆口感的烹饪世界；而经验丰富的厨师将会发现那些健康、充满创意和灵感的食谱被简洁地呈现了出来。在本书的最后，玛琳还提供了很多营养小知识。这是一本会让你想立即下厨的书。

凡尔纳·瓦罗纳（Verne Varona）

《自然抗癌食物》作者

有什么比美味的食物更好呢？那么诱人的食物，每咬一口都会改善你的健康！这就是这本书的意义所在。玛琳在健康教育行业已经数十年，在这本书里你将获得这些年来她所有最好的食谱和智慧。

南蒂塔·沙阿博士（Dr Nandita Shah）

2016年纳里·沙克蒂（Nari Shakti）奖（印度女性公民最高荣誉）获得者
《21天逆转糖尿病》作者

玛琳对于健康食物、人类的福祉和地球的未来充满热情。她在这本书里介绍了如何用实用、富有创意和娱悦身心的方法过渡到全食物植物性饮食方式来改善我们的健康，提高生命活力，这种方式对地球上的所有生灵都是有利的，也有助于维持地球的完整。

亚历克斯·杰克（Alex Jack）

星球健康总裁，《和平世界食谱》合著者

玛琳的这本食谱书让人身心愉悦，你在享受美味的时候会感到幸福无比。她的食谱以非常唯美的图片展现出来，让人心动。她分享了自己的理念，引导我们回归厨房。她很精准地指出烹饪已经成为全世界正在失传的一门艺术，她的书完美地捕捉到了当今"美味世界"里发生的一切。这本书不仅仅是一本食谱书，更是一本充满智慧、改变人生的书。

贝亚特丽斯·奥尔良公主（Princess Béatrice d'Orléans）

我认识玛琳很多年了，我们一起见证了很多难忘的时刻。她拥有过人的才智和总能引我开怀大笑的幽默感，是我真正热爱和敬佩的人。她积极、乐观、永不放弃自己的愿望。玛琳拥有天然的影响力，这本书是她在自然平衡饮食和健康纯素生活方式的又一项杰出贡献。

感谢玛琳为了让我们生活的世界变得更加美好而做出的贡献。

基尼·奥塔·瓦拉托若（Geninha Horta Varatojo）

作家，葡萄牙自然平衡饮食协会创始人

现代社会的人们迫切需要身体和灵魂的疗愈。我们要照顾自己、家人、社会和我们的星球。从哪里开始呢？我们从哪里能够深入了解食物、烹饪和提高觉知？玛琳的这本新书就是一个很好的开始，沉浸在美味的全食物和天然蔬食所带来的美好中，它是滋养我们的感官、思想和身体的最好方法之一。本书提供了完整的身心灵教育。是时候用玛琳这些营养丰富、娱悦身心、有滋有味的食谱来唤醒世界了，让我们的家庭餐桌再次回归色彩缤纷、新鲜和快乐的食物吧！

玛琳就像一个热情友好的朋友，和我们一起走进厨房，开启烹饪的魔法和艺术之旅，为我们带来幸福和疗愈。这绝对是一本了不起的书，是每个纯素者或致力于有觉知的、环保的、人道的生活方式的人都应该拥有的理想书籍。这些诱人的照片激发我们要变得更加健康、富有创意和正义感，让我们用嘴巴践行我们的理念，有觉知地享受我们的食物。玛琳是真正的天才，也是这本书的宝贵之处。这是一本适合与刚开启素食之旅的亲友分享的完美书籍。

玛琳用文字所表达出的知识清晰、有力又鼓舞人心。玛琳在年轻时期培养的对健康和营养的热情，同样也反映在对待地球的所有万物生灵上。感受她的正能量，品味她的智慧，像她那样制作一款独特的全食物比萨、学习自然平衡饮食的经典知识。

她就是那个高山上的夏尔巴人，因为在同样出色的丈夫比尔·塔拉的陪伴下，她达到了足够的高度。我们能做的就是感谢她分享这一切：她的理念、她的智慧和她的这本书。正如她父亲教她的，玛琳讲出了真话并分享了真理。

莉诺（Lino）和简·斯坦奇奇（Jane Stanchich）

全球好生活，美国

推荐序一

　　玛琳是一位非凡的女性，她致力于帮助人们通过选择正确的食物来变得更加健康。她和丈夫比尔的这个信念来自于在20世纪50年代将著名的自然平衡饮食概念引入到西方的久司道夫夫妇（Michio and Aveline Kushi），他们长期保持着联系。

　　久司道夫夫妇一生都在倡导健康的生活方式。他们所有关于自然平衡饮食和替代疗法的文献与书籍都被史密森学会永久地保存在国立美国历史博物馆中，在1999年的开幕典礼上我很荣幸地被邀请为演讲嘉宾，而久司道夫先生也曾在我的康奈尔大学课堂上发表过讲话。

　　玛琳根据她多年的教学和旅行经历为大家精心整理了这些精美的食谱，用影像定格美食，为我们带来一场从视觉到味觉、从感官到舌尖的味蕾盛宴。它们既诱人又健康，不需要用油，却能将那些色彩缤纷的全蔬食搭配到一起，做出唇齿留香又营养丰富的料理。

　　这本书值得放在所有美食家和厨师的书架上。请尽情享用！

T. 柯林·坎贝尔（T.Colin Campbell）
《救命饮食：中国健康调查报告》合著者
康奈尔大学营养生物化学名誉教授

推荐序二

玛琳是一位拥有多年烹饪经验的出色厨师，也是一位充满智慧的健康导师，她乐于和所有人分享她的知识。在这本无与伦比的书中，她整合并提供了自己在"五行"、自然平衡纯素烹饪以及如何关照地球健康方面的知识和理解。

这本书的出版正是时候，我们下一代的健康取决于厨房，他们要学会如何选择可持续的食物，并理解营养对健康的意义，而不仅仅是与疾病对抗。

作为一个同样传授纯素烹饪的健康老师，玛琳的书给了我巨大的启发，它非常适合我的学生从中学习如何灵活应用各种植物性食材做出既营养健康又美味可口的日常三餐。

这本书里包含的食谱和健康知识精彩纷呈，有别于一般的纯素书籍，玛琳对食物有着深刻的理解，她懂得如何去做出一顿富含蛋白质、全谷物和丰富时令蔬菜的均衡饮食。

家庭烹饪一直是中国传统文化中最重要的一部分，如今变得尤为重要，我们要鼓励更多的人回归厨房。即便你不是纯素食者，也能从本书中感受到烹饪的乐趣并学习到丰富的理论知识。任何关心自己的身心健康、在意食物选择和食物多样化的人都需要这本书。我打算将它列为我的系列课程和培训的必读书之一，并将其推荐给我所有的中国学生。

夏婉婷

综合营养顾问，自然平衡饮食教育者
"气食物疗愈"（Qi Food Therapy）教育平台创始人

我的使命和愿景

我希望你能和我一样开心地拥抱这种全新的生活方式。我们不追求那些新潮的或流行的饮食流派。我们的原则就是遵循可靠的，并融合了现代科学、人类古老智慧和可持续生态学的方法来指导我们的生活。

在过去的几十年里，比尔和我感到非常幸运，我们学到了如何在饮食和生活上更好地照顾自己和他人。和所有遇到的人分享这种生活方式是我们的荣幸和激情所在。我们加起来共有90多年的教学经验，曾担任过健康顾问、作家和老师，以自然平衡理论为基础，将我们亲眼见证过的能有效改善健康的生活技能传达给我们的学生和客户，让他们能够创造出属于他们自己的更健康的生活。

加入我们，为地球上的所有生命创造一个更健康的世界吧！

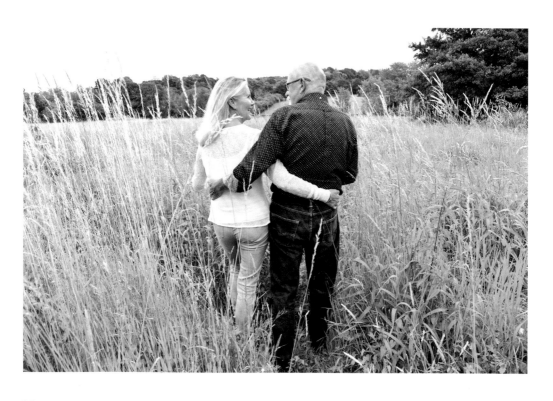

致谢

我衷心感谢莲花（Lotus）出版社向我提供了创作本书的机会。我要感谢玛雅·瓦斯瓦尼（Maia Vaswani）敏锐的眼光和指导，以及她对我的不断激励。非常感谢多姆·霍勒（Dom Hoile）为我的食谱进行出色的创意设计，感谢海伦·考特（Helen Cawte）杰出的摄影。

我要特别感谢理查德·穆雷（Richard Murray）和玛丽·简·霍金斯（Mary Jane Higgins）对我的信任。理查德在这个项目启动的第一天就成为我非常特别的朋友，他帮助我在全世界范围内推广这本书，我对他表达无尽的感激。

我发自肺腑地感谢我的父母，玛丽·沃森和约翰·沃森，他们在我很小的时候就教会我永不放弃心中怀有的理想。感谢我出色的超级兄妹团——杰克（Jacky）、玛格丽特（Marguerite）、桑迪（Sandie）和伊莱恩（Elaine），他们是我最强大的啦啦队。他们每个人都有自己独特的个性，却能永远满怀热情地倾听我对纯素世界愿景的描述。

我感激我最好的同伴，他是我一生所爱，是我的灵感源泉，他就是我的丈夫，也是本书的主编——比尔·塔拉。比尔的耐心无人能比，他在阅读我的作品时，总能用幽默的方式表达赞美或批评。他只让我做最擅长的事：说话！当我的想法不断出现在屏幕上时，我变得异常兴奋。没有比尔的编辑，我的书可能会变得像《不列颠百科全书》那么厚，还仅仅是第一章而已。

我衷心地感谢远在世界各地并一直热情地支持我工作的学生和客户，以及像我一样在追随纯素主义的伙伴们，他们不断发出自己的声音来提高人们的意识：即所有动物都是有感情的生命，请像珍惜我们自己的生命一样去珍惜它们。成为素食主义者不是牺牲，而是生活的乐趣之一。让我们继续教育和改变世界吧！我向每一位倡导素食主义的人表示深深的敬意。

变得更加强大、做一个无可争议的改变者是比尔和我的愿景。非暴力纯素教育是实现这一愿景的关键。教学和帮助他人是乐趣无穷的，我们因此感到非常快乐和幸福。

玛琳 *Marlene* X

问候

恭喜你即将开启人类生态饮食生活方式。

写这本书的原因有很多，因为我日常生活的动力主要来自于健康、食物、我对这个星球和动物的热爱。所有这些都构成了我的核心价值。

自记事开始，对食物和烹饪的热爱就带给我极大的快乐。我成长于苏格兰格拉斯哥，从小就对各种食物充满了兴趣，小时候常恳求当地的果蔬商店让我在那里工作，当然在12岁之前，没人愿意雇用我，因为我连货架都够不着。但我真的喜欢待在堆满了谷物、豆子和蔬菜的地方，我想在那个时候我的未来会怎样已经毋庸置疑了。

像许多人一样，少年时期的一场大病促使我去探寻所有关于健康的信息。在十几岁的时候遭受的严重疾病激发我去了解什么才是健康。我在15岁时就独自加入了格拉斯哥的第一个健身俱乐部"奥林匹克"（The Olympic），并发现紫菜原来可以作为一种膳食补充剂。我对人体学的学习就始于这个健身俱乐部，后来我成为兼职私人教练，之后又开始学习瑜伽、太极拳和中医。我所有的研究都指明了食物才是健康的关键。

食物让我们欢聚一堂，它一定要美味可口，既能满足我们的口腹之欲，也能保证健康。我相信食物可以成为我们最好的良药，因此我一直渴望教导每一个我遇到的人：健康和疗愈始于你自己的厨房。

我的热情是去证明我们可以做出兼具美味和营养的食物。利用当季的食材和恰当的烹饪手法，结合五味以及我对自然平衡饮食的理解，创造出全新的食谱并传授给厨师或负责家庭料理的人，这令我感到非常兴奋。

通常，改变饮食习惯有时意味着你可能会用到一些不健康的替代品。而我想跟大家分享的是，无论如何，总有更健康和更美味的替代品能满足你的需要。

你会发现书中的食谱简单又经济。事实上，几乎我们所有的客户都反馈自从他们开始了这种生态饮食后，能节约多达60%的食品开销。

在我的上一本书中，我将食谱按照季节进行分类，那本书是专注于如何采用自然平衡的饮食方法。这本书则完全不同，我使用了更广泛的口味，是专门为那些想要尝试健康纯素饮食，又不想牺牲口味的人所准备的，这些食谱能够打消他们的疑虑。我那些来自世界各地的学生们已经验证了这一点。

书中的食谱既有为忙碌人士准备的快手菜，也有为招待客人准备的优雅正餐。我希望你能在书中找到有价值的东西，将健康、疗愈和环保带回厨房。你只需要从每个类别的食谱中随意挑选，它能让所有人都称心如意。我使用各种天然的、完整的植物性食材，结合适当的调味料，比如新鲜或干燥的香草、温和的香料等创造出令人满意的美味料理。

我从来不认为这样吃是种"节食"，它只是简单、健康又可口的料理，它给予我们机会去恢复人与自然的和谐关系，也能消除动物们遭受的痛苦折磨，这成为我40多年教学中的重点。作为一个长期奉行健康饮食的纯素主义者，我的工作带给我极大的幸福，与尽可能多的人分享这些信息是我的人生使命。

推动纯素饮食运动的想法并不新鲜。自毕达哥拉斯时代的几个世纪以来，成千上万有思想的人一直在质疑用动物作为食物的行为。这些担忧通常是对杀害有感情生命的道德考量，也有些是出于关注我们的健康以及我们与自然的关系。

正如诺贝尔奖获得者阿尔伯特·爱因斯坦（Albert Einstein）所说："没有什么能像植物饮食的发展一样有益于人类的健康，并增加地球上所有生命的生存机会。"革新已经到来，这就是素食。

倡导停止进食动物的著名人士包括列奥纳多·达·芬奇（Leonardo da Vinci）、列夫·托尔斯泰（Leo Tolstoy）和其他两个诺贝尔奖获得者——乔治·伯纳德·萧（George Bernard Shaw）和艾萨克·巴什维斯·辛格（Isaac Bashevis Singer），当然，你不必成为诺贝尔奖获得者才能获得纯素相关的信息。目前，纯素主义的号召力已经传播到艺术和体育领域。转向纯素食的专业运动员包括游泳、滑雪、举重运动员和团体运动员们，并且包括多个现代奥林匹克运动获奖者。有传言说"素食主义者"来自拉丁文"vegetus"，是"身心强壮"的意思。根据现有的证据，我认为这是正确的。

我的导师们

没有人生活在真空世界里。我们的经验、我们所学到的知识和我们遇到的人都会对我们产生影响。

以下这八位导师一直在激励着我，他们所有人都充满智慧、敢于说出真相，是值得信赖的人。实际上，关于他们每个人的成就我都可以单独写成一本书。他们拥有强大的好奇心、无穷的能量和毅力，能洞察事物之间的关联。

让我从"苏格兰关联"开始——丹尼斯·伯基特（Dennis Burkitt）博士，他启发了我对膳食纤维的了解。当我还是个年轻的苏格兰小女孩时，年仅十几岁却常常便秘，医生说我的肠道不好，可能一生都需要服用泻药，否则我的阑尾会破裂，而我拒绝服药。你也许能猜到，我的阑尾破裂了，由此引发的腹膜炎几乎要了我的命。我侥幸活了下来，我想知道为什么会出现这种情况。

从那以后我开始整天泡在图书馆里学习关于饮食和健康的知识，并且在过去的45年里一直坚持学习。

丹尼斯·伯基特是一名外科医生，也是一名医师，他被称为"膳食纤维之父"，他在非洲工作期间发现了膳食纤维的作用，伯基特同时也是一位杰出的学者，他发现并命名了伯基特淋巴瘤。他说："减少疾病的唯一办法就是回归我们祖先的传统饮食和生活方式。"伯基特博士对我疾病的解释激发了我学习人类生态学的兴趣。

T. 柯林·坎贝尔博士是康奈尔大学营养生物化学名誉教授，《救命饮食：中国健康调查报告》的合著者。他是目前营养学研究方面最全面的学者，他的大多数研究和论文都对引起公众关注的饮食革新问题产生巨大的影响。他对以植物性饮食为主的全食物饮食的推广，为饮食革新提供了专业信用度。他是我的灵感来源。

约翰·麦克杜格尔是《淀粉解决方案》（*The Starch Solution*）的作者。他是位内科医生，同时还是一名营养学家，一直在不断地教育大家改善健康的途径就是通过食物。50年来，他不停地学习、写作和演讲关于"营养对疾病的影响"。他也是国际著名的麦克杜格尔项目创始人，是摆脱以动物性食物为主的饮食运动的开拓者，他总是直言不讳地指出那些胡言乱语的营养理论，是一个非常正直的人。

加里·弗兰乔内是法学杰出教授，是罗格斯大学法学院的尼古拉斯德布·卡岑巴赫法学和哲学学者（Nicholas deB. Katzenbach Scholar of Law and Philosophy）。他是一位作家，也是动物权利法和伦理学以及废除动物奴役的领袖人物。弗兰乔内教授对动物权利的倡导激发了成千上万的素食主义者摆脱了表面的妥协，进入与非人类生灵连接的核心。

安娜·查尔顿是法学副教授，她与搭档加里·弗兰乔内于1990～2000年创立了罗格斯动物权利诊所，这使罗格斯大学成为美国第一所拥有动物权利法的大学，并成为常规专业课程的一部分。安娜与弗兰乔内教授合著了《动物权利：废除奴役制的方法和饮食》。

尼尔·巴纳德是一位医师，也是美国心脏病学会会员、临床研究员、作家，同时兼任乔治华盛顿大学的医学副教授。他是美国责任医师协会的创始人兼主席。巴纳德博士的工作为正统医学界提供了重要的发展依据，他在保护动物方面也发出了强烈的声音。

迈克尔·克拉珀是全球闻名遐迩的一位临床医学博士，国际公认的导师，他也是饮食和健康方面的热门演讲者。作为倡导植物性饮食和呼吁结束全球范围内残忍对待动物行为的人，克拉珀博士参与了两档PBS（美国公共电视台）电视节目的制作并做出了杰出的贡献：《对食物的思考》（*Food for Thought*）和屡获殊荣的电影《新世纪饮食》（*Diet for a New America*，根据同名书籍改编）。克拉珀博士教导人们"健康来自于健康的生活方式"，他致力于所有生命和地球家园的康复与繁荣。

自1967年以来，比尔·塔拉就一直是自然疗法和自然平衡饮食的积极倡导者。他是20世纪60年代美国和欧洲自然健康运动的先驱。他担任的工作包括伦敦社区卫生基金会的创始人，以及20世纪70年代自然平衡饮食研究所的联合创始人。他曾被20多个国家邀请就自然平衡饮食的哲学、健康和环境问题发表演讲（另一个成就是他成为了我的丈夫）。

以上所有这些伟大又敬业的导师们都发表过许多书和文章。在本书的"参考文献"部分，我列出了他们的"经典之作"。他们的作品将会对你的生活产生深远的影响。

如今关于营养方面的话题令人眼花缭乱，掺杂着神秘文化主义和既得利益。我们迫切需要一种新的方法来解决人类的饮食，并消除那些商业利益、政治目的和令人困惑的营养理论。

自然平衡饮食方法融合了两个重要的准则来解决这些问题。首先是在自然平衡饮食研究中发现的古代东方自然疗法的深刻见解，这一传统疗法指出了根据季节、区域和生态可持续性饮食的好处。第二个则来自现代植物性饮食运动对前沿营养学科的推动，这一点已被医学研究和广泛的流行病学研究所证明。

自然平衡的饮食方式满足了人们对健康饮食的要求，以及对食物的口味、多样化和对具有社会责任感的饮食方式的诉求。

我记得2005年读到《救命饮食：中国健康调查报告》的英文版时，就认为这本书一定能改变世界。我们要实现它可能很漫长，真的太慢了。请与家人、朋友、同事以及任何有觉悟的人分享所有这些伟人所做的事！

当我们被激情而不是恐惧驱使时，一切就水到渠成了。当大自然面临险境时，我们必须要采取行动，因为所有生命都是大自然里相互依存的一部分。没有谁是多余的，甚至连最小的昆虫或微生物也不例外。整个生态系统是由自然界各种元素组成的能量所维持的。全球的气候变化从各个方面影响着我们的生活，大自然在用它自己的方式惩罚我们。

我们常说"生产食物"，但农民却不会生产任何有生命的食物。只有大自然才能做到从无到有的生产。农民只是在协助自然。

——福冈正信（Masanobu Fukuoka）

教育是你可以用来改变世界的最强大武器。

——纳尔逊·曼德拉（Nelson Mandela）

目录

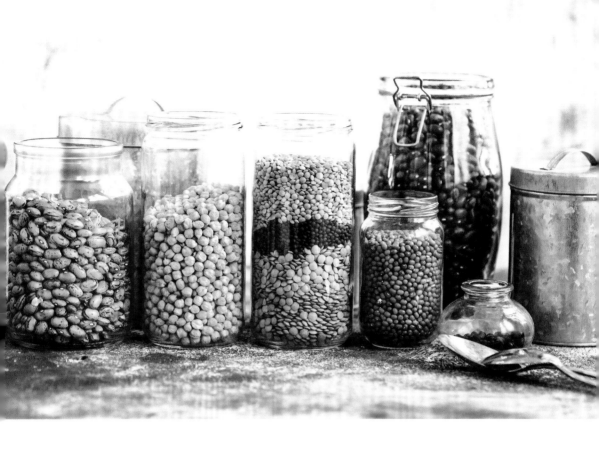

生态厨房

没有人知道人类是从什么时候开始烹饪食物的,但有一样很确定,每种文化里都包含了烹饪。历经几百万年的发展,我们了解了食物和火的神奇。不管身处寒冷的北极还是热带丛林,人类都需要烹饪食物。

我们的祖先发现烹饪能够让食物变得容易消化,并带出食物中隐藏的风味、杀死有害的病菌。烹饪是基本的生活技能,现在变得尤为重要。因为现代食物处理趋于工业化,化学添加剂的使用不断增加,频繁的运输和加工导致食物的营养流失,取而代之的是很多叫不出名字的神秘成分。是时候号召大家回归厨房,明白我们吃的是什么了。在厨房里为自己烹饪美食,这是一种富有创造力、充满能量和保持健康的生活方式。

作为康奈尔大学T. 柯林·坎贝尔植物营养学专业毕业的学生,我可以保证的是这些食谱不仅能取悦你的味蕾,更是为了你的健康而设计的。再没有理由说那些有益健康的食物一定难以下咽了，让我们一起期待吧。

当营养师们参加完我们的自然平衡饮食健康教练课程时，他们说这为他们打开了巨大的机会之门。因为他们不再像以前那样只能向客户推荐膳食补充剂，而是开始教他们如何烹饪了。让人们回归厨房，这令我非常喜出望外。

你会在整本书的侧栏中找到各种信息。它们由以下符号标识：

显微镜代表科学

当你看到这个图标时，将会看到一小段最新的科学研究证实纯素饮食对健康的益处。你可能会感到惊讶，因为大多数信息数年前就已经为人熟知了。令人鼓舞的是，这种希望预防和控制疾病的信息正在成为主流。纯素主义不是时尚，这是一项重要的运动，它重新定义了什么是营养和遵循道德的饮食方法。

树代表环境

此图标代表环境。对许多人来说，转向吃素是由环境问题所驱动的。影响我们选择食物最重要的因素之一就是它对地球的影响。事实上，气候变化和物种丧失最关键的影响和我们的饮食直接相关。健康的饮食应该是可持续的，并有益于人类和地球上的所有生命。

螺旋代表古老的智慧

你在这个图标下会看到被称为古老智慧的思想和行为。我们倾向于认为"现代的"总是最好的，但事实并非总是如此。我们的祖先很珍惜一些传统，这些传统对健康的生活特别重要。其中一些与食物选择或烹饪有关，另外一些则启发了我们的思维方式。记住，日光之下无新事。

纯素并不难

加起来共有90年的教学经历让比尔和我对创造一个更美好、更健康的纯素世界充满了希望，所有人团结一致，无论是人类还是其他生命都能和睦相处。成功只有通过不断教育、相互理解和付诸行动才能最终实现。在哥白尼时代，如果你要让所有人都相信地球是围绕太阳自转的，这几乎不可能，因为当时大多数人都不相信。然而最后却恰恰相反，这个说法现在被所有人都接受了！因此，过去的历史教会我们要对未来充满希望。

素食只是你的一个选择。许多人绞尽脑汁去琢磨这个问题，好像它很复杂，但是唯一的困难就在于做出决定——其实这很容易。剔除所有动物性食品，以美味的蔬食代替——这就是你的选择。你现在就可以采取行动，也许需要一段时间才能找到最佳的食物来源，并开始接受新的饮食习惯，但这是值得的。

当我们开始深刻反思自己与外部世界及环境之间的关系时，就会意识到我们永远不可能脱离外部环境的影响。食物是连接内部与外部世界的纽带。人类生态饮食中富含有大量的各种必需维生素和矿物质，让我们保持健康、活力和长寿。

重新思考蛋白质

当讨论素食主义时，蛋白质始终是一个绕不开的话题。你想想地球上的大型动物——大象、长颈鹿、水牛，它们是体型巨大的哺乳动物，但它们不吃肉，那么它们从哪里得到蛋白质呢？它们吃的是地上生长的东西，并从中获取蛋白质，就是这么简单。我们都被一种蛋白质神话所误导，即只有动物才拥有蛋白质，却不问它们是从哪里得到蛋白质的。

植物是所有蛋白质的来源。植物界有许多食物含有丰富的蛋白质。所有的豆科家族——任何生长在豆荚里的小扁豆、大豆和鹰嘴豆——以及全谷类都富含蛋白质，许多蔬菜也富含蛋白质。

植物是高能量的食物，值得注意的是，越来越多的运动员开始转向纯素饮食。铁人三项、马拉松和自行车比赛等耐力赛的运动员，包括一些最近获得大奖的运动员都选择了纯素饮食。这些运动员认识到，当他们选择多样化的植物性饮食时，受伤的频率会降低，体能恢复得更快并且具有更高的耐力。

几年前，我在听约翰·麦克杜格尔博士的网络研讨会时，想起了我12岁在蔬果商店工作时认识的那些东西——蔬菜、水果、豆类、谷类。在50年后的今天，许多相同主题的课程持续地引起我的关注。正如麦克杜格尔博士、巴纳德博士和T. 柯林·坎贝尔等倡导者一再强调的这些简单的事实一样。

以下这些只是其中的一些精华：
- 蔬菜很容易种植。任何人都可以种植土豆、胡萝卜、绿色蔬菜等，而且价格便宜；大米和豆类也很便宜（尤其是当你大量采购时）。

- 动物肉不是增强肌肉或骨骼所必需的。这是一个基于畜牧业和奶业衍生出来的带有偏见的科学神话。
- 植物处于食物链中较低的位置，因此在食物中普遍存在的环境污染物在蔬菜中的浓度较低。喂食动物的食物中含有农药、除草剂和化学肥料以及受到工业污染的饮用水，这些污染物存储在动物的脂肪组织（包括牛奶）中。它们的浓度在食物链的上游可以达到1000倍。含有这些浓缩毒素的食品会影响陆地或海上的所有动物。
- 植物是环保的。同样一块地，种植蔬菜的营养能量是饲养动物的17倍，而种土豆的营养能量是养牛的100倍。
- 我们赖以生存的地球充满了食物危机，事实上到处存在食物短缺和安全的风险。因而我们需要种植更多健康的食物。世界上大约有10亿人正忍受饥饿，而将近10亿人因饮食不健康而患病。
- 85%的非传染性疾病与现代高脂、高热量、低营养密度的饮食有关。
- 蔬菜不会产生致命的细菌。它们没有大肠杆菌；它们不会感染疯牛病；它们不会长李斯特菌。如果蔬菜或谷物上确实有污染物，它通常源于动物。动物的粪便是主要的农业污染物。
- 蔬菜的味道令人赞叹。红薯、新鲜玉米、大米等富含天然糖分且口味多样，无需添加剂。
- 蔬菜储藏性良好。你可以将大米、豆类和谷物干燥后储存在阴凉的地方达数年。块茎类蔬菜和圆白菜可以保存几个月且营养流失少。
- 完整的食物（非加工垃圾食品）是减肥的好食物。记住，它们的脂肪含量很少。
- 会呼吸的一切生命都有生存的欲望，为了我们的快乐而杀死动物的行为必须停止。请尽量选择植物性饮食，爱护地球上所有的生命，这是我几十年来一直不断呼吁的。

做出改变

不要将健康的纯素食想得太夸张（戏剧化）。你已经在饮食中食用蔬菜、谷物、水果甚至豆类。你只是将动物性食物和简单的加工糖去除掉，关键是饮食品种要多样化。

周围的人可能会对你的新选择感到好笑甚至怀疑。不用担心，当他们看到你能坚持并对结果感到满意时，他们会变得更加感兴趣。不要期望每个人都能支持你；只需遵循自己的计划即可。有人建议最好用循序渐进的方法慢慢地采用新的饮食方式。每个人都有适合自己的方法，但是我们的经验有些不同。我们始终建议我们的客户和学生用至少3周的时间开始改善并遵循他们的新饮食计划。这是有原因的。

当你改变饮食结构时，你会发现自己的口味也在变化。当你剔除一些习惯性的食物时，可能会在短时间内特别想吃它们——但请记住你改变饮食结构的原因。你会发现，新的烹饪方式打开了植物性食物丰富多彩的世界，我们将这段时期称为"创造新常态"，让纯素饮食成为新常态是我的使命。

改变饮食习惯通常是令人大开眼界的一种体验。你的感觉、能量水平和食物满意度都会提高。当你对新的饮食方式感到满意时为什么还要再回到过去？只需确保食物可口，并且每餐都包括各种谷物、豆类和蔬菜即可。本书中各章节的食谱将为你提供良好的指导。我使用各种天然和完整的植物性食物，混合适当的调味料，如新鲜或干的香草以及味道温和的香料，创造出浓郁又愉悦的风味。

食物口感和五味

作为全食物、植物性饮食的长期支持者，以及自然平衡饮食的健康顾问，我很喜欢自然界中存在的"能量"这个概念，在中医中称之为"气"。这是一种了解自然界的运作规律和模式的方法。这种研究也被称为"五行"，一种古老的了解身体健康和疗愈的基础之一。这对我来说非常有意义。通过了解五种口味，我将学习到的一些内容直接应用到烹饪上。

这五种口味是许多人喜欢中国菜的原因之一 ——传统的延续。人们认为每种口味都会刺激特定的器官，并代表一年中的特定季节（古人将一年划分为五个季节）。在烹饪中，我们力求在口味之间取得平衡，并确保一餐不仅仅由一种口味决定。可能只是添加调味品或装饰物，但是当体验到各种口味时，我们会变得更加心满意足。

这五种口味分别是苦、咸、甜、酸和辛。食物永远不会只含有一种独特的味道，总是有各种各样的口味融合在一起。以下是每种与器官相关联的不同口味的食物来源。有人说，有些特殊的味道可以增强某个器官系统，而过多的味道会削弱它。因此，过多的糖会削弱我们的土能量和胃、脾、胰腺，并导致消化问题。

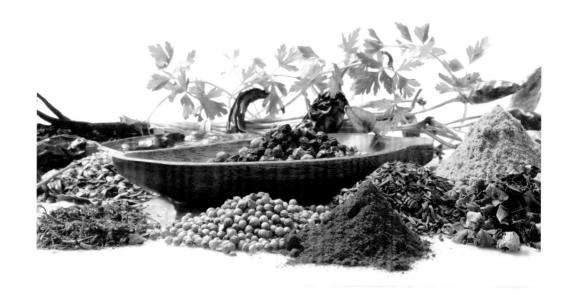

苦与初夏和仲夏（火）有关。人们认为苦味食品可以刺激心脏和小肠。这些食物包括蒲公英、欧芹、芥菜、羽衣甘蓝、牛蒡、芝麻和某种类型的玉米等。这种味道通常用于配菜而不是主食中。

咸与冬季（水）有关。咸味食物能增强力量，会影响肾脏和膀胱功能。这些食物包括海藻类、味醂、酱油、海盐、咸梅和天然发酵的泡菜。与餐桌调味品相比，在汤和酱汁里更能突显咸味的特点。

甜与夏末季节（土）相关。人们认为甜食会影响胰腺、脾脏和胃，这些是吸收糖和调节糖的器官。它的滋养作用是让人稳定和放松。甜味来源是天然的全食物，而不是那些常见的精制糖和甜味剂。甜食在我们的膳食结构中占据了很大的比例，这些食物包括全谷物和蔬菜，特别是白菜、红薯、胡萝卜、洋葱、南瓜和欧洲防风，以及水果。

酸与春季（木）有关。酸味食物会有收缩作用，产生快速的能量。它会影响肝脏和胆囊的功能。这些食物包括酸面包、醋、小麦、酸菜、泡菜、柠檬和酸橙（青柠）等。

辛与秋季（金）相关。辛辣的食物具有散热的作用，据说对肺和大肠有益。众所周知，刺激性食物会刺激血液循环。根据民间医学，它具有天然的帮助分解体内脂肪的能力。

大多数人所说的辣味根本不是一种味道，而是一种感觉。它不是通过味蕾体现的，而是通过口腔组织黏膜。实际上，过多的辣会削弱我们品尝食物中更多其他微妙风味的能力。在大多数烹饪传统中，辣味通常与富含蛋白质的食物和高脂肪食物一起食用。辣的食物包括葱、白萝卜（或白萝卜干）和姜。比较极端的辣味食物有墨西哥辣椒、芥末（干芥末粉）、卡宴辣椒和辣根。你可以根据自己的喜好随意添加它们，但是你会发现我的食谱中没有使用过多的辣味食材。

五味食物示例

该系统不仅反映了食物的味道，还反映了食物的生长和消化特性以及食物对人体的影响。谷物、豆类、蔬菜、坚果等生物学分类不再适用。例如，水稻被视为能够激发金的能量，而荞麦被视为能够增强水的能量，不同种类的豆类也是如此。我们在选择蔬菜和调味品时，是按照口味来分类的。

不同口味的食物举例：

苦：羽衣甘蓝、十字花科、芥菜、欧芹、菊苣、芹菜、芝麻菜

咸：海盐、酱油、味噌、海菜、芝麻盐、咸梅、泡菜

甜：玉米、煮熟的洋葱、南瓜、红薯、山药、煮熟的谷物、煮熟的圆白菜、胡萝卜、欧洲防风、一些水果

酸：柠檬、酸橙、酸菜、酸梅、发酵菜、泡菜

辛：姜、大蒜、生洋葱、白萝卜、红萝卜、大葱、红葱头、芥末、辛香料

关于鲜味

最近，一位日本科学家发现了所谓的"新口味"——鲜味。它是源自蘑菇的天然味道，可以与海带等海菜一起烹饪而带出这种味道。

虽然你的大多数膳食中至少会包含60%的甜味食物（全谷物、蔬菜、豆类和水果），但你可以在主要餐点中尽量满足其他口味。其他口味可以在配菜、酱汁和调味品中体现出来，侧重于自己喜欢的某种特定口味。膳食平衡确实是一门艺术，包含全部五种口味的膳食在限制食欲和增强体质方面更令人满意。

什么是口感?

除了口味，气味和口感对我们享受食物也很重要。烹调食物时我们会闻到食物的

气味，但口感只有在你品尝食物的时候才会体现出来。酥脆、耐嚼、柔软、紧实、细腻、顺滑和香脆，这可不是《白雪公主》中七个小矮人的名字！和口味一样，食物也具有多种口感。

南瓜、胡萝卜等烤蔬菜非常柔软，口感顺滑；烤种子作为装饰可以给一顿饭增加令人愉悦的咀嚼感；奶油酱和素肉汁很好地配合了耐嚼的全谷物的口感；美味的比萨饼皮或烤天贝可以增加酥脆口感。做饭时考虑一下饭菜的口感，你可能会惊讶于各种不同的口感所带来的全新体验。

下面将带你了解影响烹饪的另一个因素：用刀的技巧。切蔬菜的方式可以改变菜肴的质地和口感，并可以改变食物的呈现方式。牢记这一点将帮助你确定哪种切菜方式适合想要烹饪的菜肴。我通常在炖菜、烤蔬菜和冬季菜肴中使用较大的蔬菜切块，在沙拉和汤中使用较小、较薄的切片。较小的切块会使汤更甜，因为蔬菜中的甜味会释放到汤中。切的厚度也会影响烹饪时间，切蔬菜时请牢记：密度越大的蔬菜需要的烹饪时间越长。

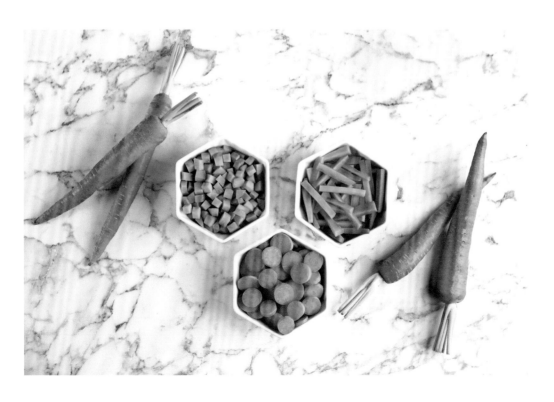

征服你的厨房

　　以下是一些重要的小技巧，能让厨房更好地为你服务。橱柜是厨房的核心，保持充足的库存，你将节省为了购买某种食物而花费的大量时间，并且即使冰箱里空空的，也总是能有可口的饭菜上桌。

美味的酱料

　　你可以使用融合了五种口味的全天然食材制作成美味的酱汁和调味料，例如烤芝麻酱、酸梅、糙米糖浆或麦芽糖浆、酱油、白味噌、鲜姜汁、柠檬汁和豆腐等，创意是无穷的。所有这些美味的调味料都可以用于沙拉、煮蔬菜、面条或意大利面，以及海藻类蔬菜上。其中许多可以在冰箱中保存长达5天。

快手菜和再加热——煮一次，吃两顿

　　节约时间是烹饪的一个好方法：一次煮双倍的量，剩下的用于第二天的午餐；多煮一点食物，然后冷冻其余部分；分成小份冷冻是一个比较好的办法，这样在时间紧迫的时候就可以吃到"现成的"饭菜。下面是一些节省时间的烹饪技巧。

- 制订每周菜单计划，可以有效利用剩菜剩饭，并简化准备工作。
- 做双倍的酱汁，然后在本周晚些时候可用于其他菜上。
- 沙拉汁很容易大量制作。根据食材的不同，它可以保存至少1周，有些可以保存1个月或更长时间。其用途广泛，不仅可以用于沙拉，还可以用来点缀简单的蔬菜和谷物菜肴，并快速增强风味。
- 将足够的新鲜蔬菜都切好，然后将其存储在密闭容器中，以便后续可以快速地进行烹饪。
- 将胡萝卜、洋葱等去皮切碎，装袋并冷冻。必要时，只需取出所需的数量并重新密封即可。这虽然不是最完美的方法，但的确很有帮助。
- 将新鲜大蒜切碎，放在冰箱中备用。切碎的大蒜可以在密封容器中冷藏保存约2周。
- 一次榨几个新鲜的柠檬或酸橙，将用不完的果汁放在密封容器中冷藏保存。这样可以节省沙拉汁、调味料和其他食谱的制作时间。新鲜的柠檬汁能保存约10天。
- 豆子煮熟后可在冰箱中冷藏保存3天。煮足够多的豆类用于汤、炖菜或砂锅中。我会煮一锅红豆，然后分批冷冻保存起来。

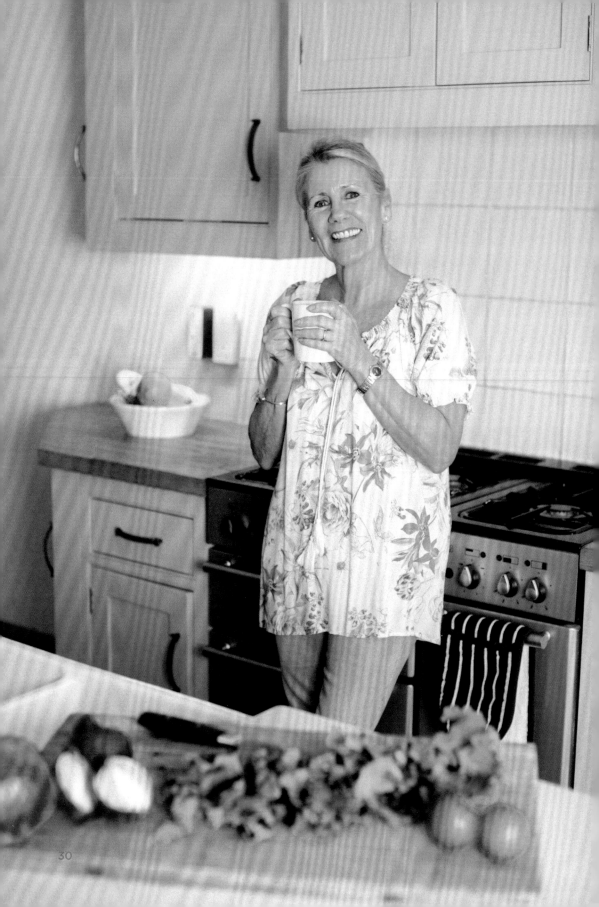

- 谷物可以在密封的玻璃瓶里冷藏保存5天。我会一次性煮好1周分量的短粒糙米粥，足够一家人的早餐食用。每天早上只需取出适量糙米粥加水温热（也可以加米奶），谷类和豆类很适合搭配坚果和种子，但是蔬菜要选择新鲜的。
- 你可以准备更多的糙米、豆类等需要长时间烹饪的食物，将它们分成小份冷冻。以便在需要的时候能够迅速解冻，而且你可以根据实际食用人数来调整分量。
- 学会如何使用高压锅、炖锅或慢炖锅。和传统的烹饪方法相比，压力锅可以缩短2/3的烹饪时间，同时还保留了食物更多的营养。
- 购买一些现成的有机高汤块。我会用提鲜的速溶鲜味高汤粉，它能迅速地将我所有的汤、炖菜、意大利烩饭、馅饼、甚至沙拉酱变得美味无比。
- 海藻类菜肴通常能保存好几天。你可以一次性多准备一些，然后每天吃一点。我会变换着花样轮流准备裙带菜、羊栖菜或海苔。
- 家里常备一些全麦意面（或糙米面）、汉堡饼、粗麦面和其他半加工的谷类，以备不时之需。
- 备一些有机的罐装豆类或其他熟食以防万一。
- 每周从烹饪书里选择2个新食谱做，这样你可以不断地增加自己的食谱范围，也让你的家人有机会尝试更多食物。
- 如果能在每餐吃一些生机蔬菜或发芽菜就更棒了。而且它们非常简单，不需要烹饪。

替代品

出于健康或道德原因，我通常在烹饪中避免使用一些食物。你可以发挥创造力，用替代品来满足需要的味道。你会感到惊喜万分，因为它们中的大多数都能创造出与被替代食物相同的"口感"。

替代鸡蛋

1个鸡蛋=1/4杯南瓜泥

1个鸡蛋=1/4杯梅子酱

1个鸡蛋=1/2个香蕉，制成泥

1个鸡蛋=1/4杯嫩豆腐，搅拌成奶昔状

替代脂肪和油

1杯油=1/2杯苹果酱或南瓜泥

1杯黄油=3/4杯南瓜泥

替代奶

燕麦奶

豆浆

米奶

替代芝士

营养酵母

纯素坚果芝士

替代糖

1杯糖=1杯苹果酱或香蕉泥

1杯糖=3/4杯椰枣酱

其他甜味剂

水果泥

浓缩意大利黑醋

香蕉泥

水果酱

水果罐头

水果干

麦芽糖

大米糖浆

枫糖浆

用过滤的水或蔬菜高汤炒蔬菜；如果用烤箱低温慢烤蔬菜，它们会变成漂亮的棕色。我经常用喷壶将要烘烤的蔬菜弄湿，然后撒一些海盐和我最喜欢的香草。记得在烤盘中铺上烘焙纸，以免蔬菜粘住。如果要油炸蔬菜，有很多方式可以选择，比如空气炸锅可以做出口感酥脆的食物，却不会产生造成动脉堵塞的油脂。

为忙碌人士提供健康饮食的小技巧！

很多人以为这种饮食方式意味着要一直在厨房忙碌，这其实是个误解。其实只要在厨房里花上20分钟，利用预先准备和储存好的各种食物（蔬菜、谷类、豆类和汤）就能立刻将美味端上餐桌。如前面我提到的小技巧,只要你提前计划和安排好,一日三餐都能即刻呈现。学会利用储存和再加热功能即可让你在短短的十几或二十几分钟内吃到健康美味的饭菜。荞麦面、乌冬面、快熟谷类和半熟的蔬菜都能让你快速烹饪出可口的佳肴。

汤很容易冷冻。一次性煮好五六人份的汤或炖菜,和煮小份一样容易。如果你回家晚了,到家只需取出后化冻并再加热。一份温暖可口的汤搭配酸面包就是美好的快手晚餐。

早餐

关于早餐的小技巧,用剩余的五谷杂粮再加热,能迅速做好一顿营养丰富的早餐粥。添加一些喜欢的坚果、种子和果干。烤或蒸一片酸面包,抹上苹果酱或豆泥,非常美味!

雁音茶(Kukicha twig tea)可以批量制作,每次只要加点热水就可以喝。在不忙的周末,做个炒豆腐搭配烤面包,也可以做一个荞麦可丽饼或口感松软的蓝莓松饼。

我的早餐从一小碗味噌汤开始,然后喝点糙米粥。大多数时候我会搭配一点蒸的绿叶菜。虽然我曾在很多不同的国家生活过,但是我的早餐很少改变。我喜欢用这种方式来让自己充满能量。复合碳水化合物在体内稳定而持续地供能,而不是迅速释放和用尽。两者的区就像燃烧一根木头和一张纸。

午餐

一次做足两三天的分量,午餐时直接加热;将剩下的谷物米饭进行蒸、炒,或制成寿司卷;像藜麦这样的谷类搭配新鲜蔬菜沙拉和自制酱汁就是一顿令人愉悦的午餐;做个鹰嘴豆泥加蔬菜沙拉和泡菜三明治……将这些食物打乱重组,你的午餐便可以花样百出。在本书的后面部分就有一些美味的三明治食谱,馅料都可以在冰箱中冷藏保存好几天。

晚餐

将炖豆子或汉堡饼再次加热,搭配一些新鲜烹饪的蔬菜和米饭或面条。天贝和豆腐也是能够快手烹饪出来的,只要提前做好一些酱汁冷藏保存起来,一起搭配食用即可。炒一些绿叶菜和新鲜的香菇只需要花几分钟,搭配剩下的谷物米饭,撒上烤杏仁片,淋上自制酱汁。就能毫不费力地做出美味的晚餐。参考书中的食谱,来制作属于你自己的菜肴吧。

选择下面一两种烹饪方式让你的菜单变换花样:

- 焯蔬菜
- 蒸蔬菜
- 混合蔬菜沙拉
- 芽苗菜
- 压制沙拉

一旦掌握了这些食材用法，就可以像专业大厨那样轻而易举地为家人和朋友奉上健康诱人的佳肴。

还有很多容易获得的食材也能保证你快速烹制出健康的一餐，比如豆腐、天贝、蔬菜、豆子和谷物汉堡饼、无添加青酱、泡菜和鹰嘴豆泥等。但是记得看配料表，很多食材可能含高钠（盐）或高糖。

当我们的身体适应新食物时会有些食物上瘾行为。因为我们喜欢吃自己习惯的东西，当饮食发生变化时（即便这种变化是对身体有益的），我们也会感到不安，所以我们可能会对被从饮食计划中去除的食物产生渴望。这些偏爱大多是简单的习惯造成的，但有时和情感有关，比如我们小时候吃的食物。

利用一些小小的创意，就可以通过烹饪来摆脱在适应新饮食方式时产生的食物上瘾行为。我曾写过一本电子书，书中介绍了关于多巴胺的知识，它是一种在你改变饮食时会造成困扰的神经递质。

因此，当你对新食谱上可以尝试的东西逐渐熟悉时，质感和味道会逐渐取代你之前所喜欢的食物，这样的话，你的口味就会变化。当你彻底习惯了改变后的口味，你的对旧食物的渴望就会降低，所以你所需要做的事情就是尝试远离动物类食物，包括鸡蛋。

以自然平衡饮食为主的植物性饮食方式完美地平衡了未加工的、天然的、当季的食物，用营养的方式烹饪，滋养身心。如果我们将大自然提供的食物精心烹饪成各种美味菜肴，食物上瘾和暴饮暴食将不复存在。这一切都始于思维的改变。

厨房里的日常储备
- 五谷杂粮

- 各种干豆
- 罐装有机熟豆
- 干海藻类蔬菜
- 大麦或糙米味噌
- 白味噌
- 各种面条和意大利面
- 天然甜味剂：果酱、大米糖浆、麦芽糖等
- 水果干
- 坚果和种子
- 调味料

适合冷藏的食物

每天吃各种不同颜色的彩虹蔬菜是健康纯素饮食的关键。我的冷藏室一直放着绿叶菜、欧芹、香菜、大葱、西蓝花……而我的蔬菜架塞满了胡萝卜、大蒜、生姜、柠檬、青柠、红薯、南瓜和菜花……

纯素饮食帮你省钱

人们有一个很大的误解，就是纯素饮食很昂贵。恰恰相反，正如我前面提到的，我们从客户和学生那里获得的反馈是自从纯素饮食后，他们在购买食物的花费上节约了不少。通常我们对食物的选择取决于我们所居住的地区，但是蔬菜、谷类和豆类总是可以买到。

这种饮食也并非精英行为，虽然这本书里有些食谱看上去很特别（这是我会为客人准备的精致菜），但大多数食谱都是轻而易举就能做到的。

请记住一点，五谷、豆类、蔬菜、水果、坚果和种子是饮食中最主要的部分。你可以用最低的成本一次性多买一些备着，它们可以使用较长的时间。1杯干大米可以烹饪出3杯熟米饭，豆类亦如此。如果预算紧张，就算只利用五谷、豆类和蔬菜，你仍然可以烹饪出营养美味的菜肴。

在你的购物清单上，价格最贵的将是调味品、香草和香料。这些食物每次只需使用极少量，它们在你的饮食中占比很少。你可以根据需要逐步购置。

一人食

如果你只为自己做饭，那么预先规划就是成功的开始。稍作准备就能节省不少时间和开支，前提是保证自己能坚持健康饮食的计划。第一步就是遵循上面的建议，确保橱柜里储备着健康食品并提前计划好。清理橱柜里的垃圾食品，否则如果它一直放在那里，你会忍不住去吃。

最大的阻碍是当你一遍又一遍地重复煮同样的菜时，你可能会感到无聊，这时候你就会想起垃圾食品。做些不同的酱料和酱汁备着，在时间紧张的时候就能派上用场。记住，大多数谷物和豆类都可以保存好几天，并且它们可以用在炖菜或汤里。

实施这一计划的关键并非每天花费大量时间用来烹饪，而是一次烹煮大量能够变着花样吃的食物。比如，你可以同时煮一锅浓番茄酱、一锅养生粥和一锅米饭。这只需要很少的准备时间，并且不用一直在炉子旁看着。

周日要看电视节目？这段时间最完美了，你完全可以做些备菜。只需要一个慢炖锅食谱（通常都很简单），这样你就能看电视，而不是一直守着炉子了。

最重要的是，你可以成功地制作一人食。只需提前计划好，就能给自己做出健康又经济的快手饭菜。由于食材完全由自己掌控，健康的家常菜永远好过不健康的外卖。

旅途中保持健康饮食的小窍门

无论搭乘飞机、火车、轮船还是公共汽车，如果旅途中提供餐饮，请务必在预订时明确你的饮食要求。我的无忧旅程和假期小窍门都是很容易做到的。

不要害羞，大胆提出你的要求。如果不说出来，谁会知道要求能否被满足呢？

当徒步、骑行、旅游或在沙滩上乘凉时，我们总是会准备喜欢的食物和饮料。在这本书里，我将会介绍一些美味的三明治和快餐食谱，非常适合旅行途中携带。提前准备是做好这件事的关键。

每次坐飞机当我打开午餐盒时，周围的人总是向我投来羡慕的眼光，而他们只能吃飞机提供的餐食。在几乎每个机场里你都能找到蔬果昔或果汁饮品店，这对想吃素的你会很有帮助。每年有越来越多的餐厅为顾客提供纯素食选择，所以你可以在旅途前填满肚子。

每当到一个新城市旅行，我都会带着自己的食物：味噌汤料包、燕麦饼干、米饼、蘸酱和蔬菜条、种子和坚果、海苔片……当然还有我自制的美味点心，只要提前计划好，我们从来不会感到饥饿。我还会准备一些苹果、蓝莓或葡萄等方便携带的水果。当然我们也会提前了解当地的商店和餐饮店信息。

作为人类，我们都是习惯性动物。当我们饿了，需要能量时，我们的大脑首先想到的是能快速修复的食物，例如糖。很多时候它并不一定是来自新鲜水果中的好糖，因此，选择一些健康的零食是很好的选择。如果你不提前计划，那么垃圾食物就会取而代之。

在你的目的地搜寻健康餐厅，为旅餐增加尽可能多的营养。如果你不能像平常一样吃到糙米，那就吃白米吧。如今，外出就餐变得更加简单了：每个意大利餐厅都能为你提供美味的意大利面和蔬菜；也有很多中东、日本或墨西哥餐馆可供选择，所以选择大米、豆类或蔬菜寿司等也能大饱口福；沙拉也可以轻松买到。寻找健康食物变得不再困难。

四周纯素饮食——轻松过渡

人们要转变健康饮食所面临的最大挑战之一就是：只知道该吃什么，以及如何为自己和家人做美味的饭菜，但从哪里下手让很多人陷入了困境。那么我来告诉你，如何让它变得简单。不少人停止食用动物产品，却开始食用大量加工过的"纯素"替代品。所以，问题是：我的素食伙伴们，你吃对了吗？

我的解决方法——四周纯素饮食

有些人能迅速转为纯素饮食，有些人则做不到。我想知道如何才能帮助那些人转变为享受以植物性食物为主的饮食，并感受到纯素生活的美好。因此，多年前我就用这个主题创建了一套课程，并取得了巨大成功。遵循这一计划，各个年龄段的客户（无论男女）都成功地转变了。该课程侧重于烹饪的基本要素，每周末滚动开放。下面将介绍我的方法。

每个人要学会做4种早餐、4种午餐、4种晚餐和4种甜点。他们一旦掌握了早餐和午餐的做法，便完成了课程的2/3。在第一周之后，许多人就开始纯素饮食。在4周结束时，他们已经体验了16种菜肴的做法，他们可以利用这些开始一种新的饮食方式。他们在植物性营养方面学到的新知识及烹饪技巧为他们提供了很好的服务，这也是成功的秘诀。比尔和我在午餐时讨论了一系列主题，我们的这种模式开启了他们的新人生计划。能为世界打开更多新的灯塔，这令我感到心花怒放。

你也可以通过每周学习几道书里的食谱来复制这个计划。记得既要学习简单容易的快手菜，也要学一些复杂耗时的菜。几周后你可以按照自己的喜好轮流食用这些健康美味的菜肴。为了保证成功，开始时需要多花点时间。

自学能力是很重要的，深刻理解这本书的内容，可以帮助你有效解答别人的问题。我们对改变饮食习惯要坚信不疑，确保饮食的多样化，而不是每天都吃一样的菜。

当你在商店或餐厅寻找素食产品时，务必要留意查看配料表。这样做可以避免很多麻烦，你要明确自己需要的是什么。

很多精彩的纪录片和书籍可以为你提供帮助。你可以找一些好书推荐清单，从而帮助你更好地了解素食主义的生活方式。

纯素饮食和节食是有区别的。我们常被教育要保持专注，如果你在远离动物食品的同时重新训练味蕾适应新的食物，你会发现这一切如此简单。这种饮食方式的伦理价值远胜于你之前的饮食习惯。专注于你正在做的事，将喜欢的菜纯素化，在下面的章节里都可以找到示范。

对这种全新的生活方式保持期待吧，当你在享受美味的同时不会伤害到其他生物时，你将会感到非常快乐。

如果你受到纪录片或电视节目的启发而想尝试素食却又无从下手，那就从早餐开始。掌握一些方法以后，再从午餐开始改变。当掌握了每周7天的早、午餐纯素饮食法后，你基本就是行家了。下一步就是选择你最喜欢的食谱，并创造自己喜爱的大餐。

本书中的食谱几乎为你提供了来自世界各地的不同美味，你可能会感到眼花缭乱。你将学会做自己最喜欢的甜点，几周之后，你会惊奇地发现自己感觉更轻盈，神志更加清醒，仿佛被揭开了面纱。你的精力变得更加旺盛，并且想要迫切地跟他人分享，这就是我所希望的，希望我们每个人都是别人的领路人。

厨房设备

准备完美厨房的所有工具需要花费时间。别急，从你目前所拥有的工具开始吧！对于像我这样忙碌的人，我很快就了解了哪些工具是必需的，哪些根本用不上。我只购买那些质量最好的多功能厨房用品，因为它们为我带来超高的性价比，让做饭成了一种享受。下面我推荐的必备厨房工具也可以让你得心应手地做出大厨级美味。

厨师刀

高质量的专业厨师刀与普通菜刀的区别就像白天和黑夜。当你拥有一把专业的厨师刀后，切碎和切片将成为你最喜欢做的事之一！

而且，厨师刀能满足所有的切菜需求（每次烹饪时都能使用），因此一把高质量的厨师刀可以为你服务很多年。我的刀已经用了18年，我一年365天都在用它。

削皮刀

削皮刀的刀刃较短，有多种功能。你可以用它削皮或切碎食物，小尖头非常适合取草莓籽（或类似食物）这样的精细工作。和厨师刀一样，我购买了顶级的刀具品牌。

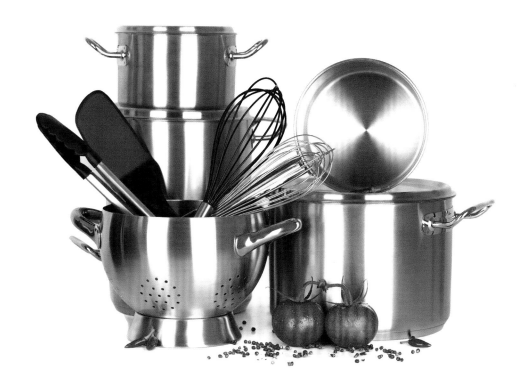

砧板

砧板是厨房中最基本的工具之一，每次做饭都会用到。就像厨师刀一样，关键是要选择耐用且设计精良的。竹子是一流的材质，选择竹子而非实木砧板也是对地球更加环保的行为。

量杯

是否正确地使用食谱中液体或固体烹饪原料的用量，可能是美味菜肴和"翻车现场"之间的区别。我并不推荐简单地用厨房里闲置的杯子估测数量。我使用的是一套不锈钢量杯，尺寸为1/8 ~ 1杯。

量匙

如上所述，烹饪时应使用精准的量匙，尤其是烘焙时。我所用的从1/4茶匙到1汤匙不等。它们是有磁性且嵌套的，因此可以轻松地将它们收起而不会丢失其中的任何一把（较小的汤匙通常会发生这种情况）。它们是双头的，一头为椭圆形，另一头为圆形，方便伸进小包装袋或广口瓶中。

木勺

一把好木勺是厨房里的重要工具之一，可用来搅拌和混合食材。对于像烩饭这样的菜肴，我习惯使用木勺，因为它的质地有助于翻拌糙米饭。我的木勺由榉木制成，并带有天然油脂。为了保持其最佳状态，我会定期给它上油并用手清洗。

搅拌碗

我更喜欢多功能的玻璃碗，它不会吸收污渍和异味。可以将谷物、豆类、蔬菜、沙拉汁、腌料和调味料混合在一起，甚至还能存放剩菜。最好选择一组高质量的搅拌碗。

滤器

这是煮意大利面或清洗蔬菜或沙拉菜必不可少的工具，避免购买塑料材质的。我的不锈钢滤器已经用了20多年。

沙拉甩干器

将叶类蔬菜清洗后，可使用沙拉甩干器去除水分，这样可以防止蔬菜变蔫。甩干器会使蔬菜保持新鲜和酥脆的口感。我有时将它和蔬菜一起放在冰箱里冷藏。

磨蓉器

最好选择多功能的。与其购买不同类型的磨蓉器、削皮刀和刨丝器，多用途的蔬菜处理机既可以让你轻松地将橙子皮磨成屑，还可以切不同粗细的蔬菜丝或切片。这些多功能工具中有许多甚至可以磨生姜蓉。我自己用的是由高质量不锈钢材质制成的蔬菜处理机，能够使用很久。

大蒜压泥器

感谢我心爱的学生（来自夏威夷的拉里·塔洛克）送的礼物，让我拥有了这个世界上最好的大蒜压泥器。它是瑞士制造的，能做出完美的蒜蓉。如果你不嫌麻烦，也可以自己压碎或切碎大蒜。

有锁扣的食物夹子

用于搅拌、翻转、转动食物，甚至可以在摆盘时使用。一个好的食物夹子就像你自己的手伸出来一样完美。做意大利面时用它最完美无瑕。

榨汁机

我用的那款适合橙子、柠檬和青柠，它让榨汁成为一种乐趣。

不锈钢炒锅

不锈钢炒锅是我厨房的得力帮手。为了享受烹饪的乐趣并达到完美的效果，请选择一个高品质的厚底不锈钢炒锅，或陶瓷系列，一样经久耐用。

平底煎锅

平底煎锅不同于炒锅，它有一个宽的平底和垂直的锅壁。这个锅也有一个盖子。我喜欢用它来做炒菜，慢煎天贝或豆腐。

小汤锅

用来做小份的汤、炖菜、意大利面或酱汁，购买一个重量轻巧、易于处理的小汤锅是很有必要的。请使用优质不锈钢厚底小汤锅，能获得理想的烹饪效果。便宜的薄型小汤锅容易让食物粘锅。

中等汤锅

中等汤锅在我的厨房使用率最高。我用这个锅做早餐粥、拉面、味噌汤和煮玉米，就像一场乐队演奏有条不紊。

大炖锅

如果需要煮汤、炖豆子、煮意大利面或做要用到大量食材的菜肴，则需要一个大炖锅来处理。它也非常适合自制高汤或煮草本茶。

意大利面锅/汤锅

这种多功能锅可以用来蒸、炖、煮。它有一个底座、两个把手、通风的钢化玻璃盖和配套的蒸格，简直可用于任何烹饪方式。我喜欢用它来做丈夫最喜欢的食物之一——意大利面。

蒸锅

一个简单的三层蒸锅是非常有用的厨房设备。用它来蒸蔬菜可以有效地简化烹饪流程。快速蒸一下可以保持蔬菜脆脆的口感，但却软化了食物纤维；也可以蒸更长的时间以满足晚餐的需要。

压力锅

我认为高压锅是烹饪谷物和豆类必不可少的工具。无须各种花里胡哨的设备，一个高质量的不锈钢压力锅能够使用很久。

慢炖锅

慢炖锅，又称电锅，和其他烹饪方法（例如烘烤、炖煮和油炸）相比，可以在更低的温度下进行焖煮。这样可以方便在无人看管时，将一些菜肴进行长时间烹煮，例如煮汤、炖菜或做其他菜肴（包括饮品、甜点和蘸酱等）。

这本书里，我自创的这些食谱既营养又美味，适合全家一起享用。我和比尔在日常生活中食用的正是同样的食物，它们构成了我们课程的基础。我的工作坊也是用现代方式烹饪传统食物，现在你可以在自己的厨房中复制这些食谱。它们会让你感到满足、放松和快乐。

早餐吃什么?

　　早餐是一天中最重要的一餐。早餐能启动人体的新陈代谢，帮助燃烧全天的热量。它为身体提供日常所需的能量，帮助我们专注于工作或学习。早餐重要的原因远不只这些。每天的营养早餐赋予我充足的能量并使我保持健康。

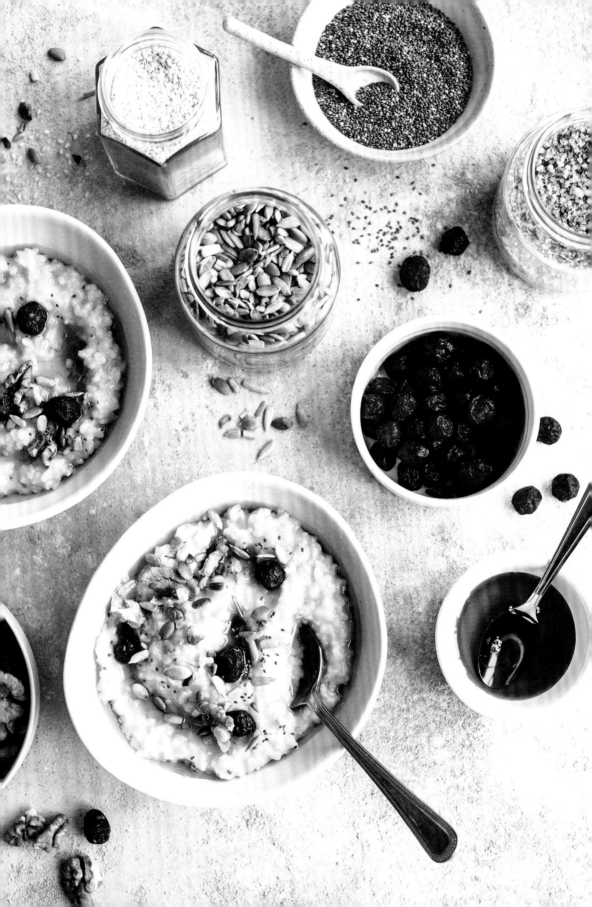

超级能量糙米粥（4~6人份）

煮糙米粥

用高压锅

将2杯大米放在滤网中，在水流下冲洗。放入碗中用水浸泡一整夜。倒掉浸泡水，将大米和4杯水及少许海盐倒入压力锅中。拧紧盖子，密封好并充分加压。小火煮25分钟。关火，让压力自然释放，大约需要25分钟。取下盖子即可。

用普通锅

用滤网将米洗净并沥干，将米放入厚底锅中。加少许海盐和3杯水一起烧开，盖上锅盖，在锅下放一个隔热板，调到中小火煮30~40分钟，或直到所有水分被大米吸收为止。

--- Tips ---

煮好的糙米粥在冰箱中冷藏，最多可保存6天。根据人数增减食材用量即可。

以下是搭配这碗美味糙米粥用到的食材，在早餐中加入几汤匙这些食物，一天都会能量满满。

火麻仁

连同奇亚籽、亚麻籽、核桃，是ω-3脂肪酸家族主要成员（α-亚麻酸，ALA）最丰富的全食物来源。ALA被转换为DHA和EPA，这对大脑健康至关重要。火麻仁还提供植物固醇、铁和维生素E。火麻仁由大约30%的脂肪和25%的蛋白质组成，可以为需要更多耐力的运动员提供全营养及蛋白质。火麻仁还富含精氨酸，即一种有助于降低血压的氨基酸。

奇亚籽

是膳食纤维（尤其是可溶性膳食纤维）、钙和镁的绝佳来源。每天在饮食中添加奇亚籽，会减少炎症和氧化应激反应。这些微小的种子是木脂素最丰富的来源之一，能有效预防乳腺癌和前列腺癌。

亚麻籽

对于降低血压有神奇的效果。亚麻富含木脂素类营养素，它们具有强大的抗氧化和抗雌激素特性，有助于预防乳腺癌和前列腺癌以及其他类型的癌症。请使用磨成粉的亚麻籽，因为整粒种子很难被人体消化吸收。

芝麻、南瓜子和葵花子

芝麻是有益健康的，富含矿物质。

南瓜子是植物性食物中锌含量最高的来源之一。锌对于不同种类免疫细胞的正常运作至关重要。

种子类食物富含维生素K。向日葵是少数几种向光性植物之一（它们朝着太阳生长），阳光有助于生长和光合作用。这些种子的蛋白质和维生素E含量很高。

核桃

是多酚的极好来源，对改善大脑功能和提高记忆力有益。吃核桃可以对抗衰老，并降低人们患上神经退行性疾病（例如老年痴呆症）的风险。它们也是ALA的很好来源。核桃能减少LDL（低密度胆固醇）的氧化并具有抗炎作用。

樱桃干

樱桃能帮助减少锻炼后的酸痛。樱桃还有益于心血管，例如降低C-反应蛋白和血压水平。

要制作美味的米粥，只需每天早晨从冰箱中取出所需的量即可。和水或植物奶一起放入平底锅中，盖好锅盖，小火煮至浓稠后关火，静置5分钟即可。

纯素饮食是不健康的吗？人们有个根深蒂固的观念，即营养学科支持现代以动物性食物为主的饮食。在过去也许确实是这样，但在现代这种饮食方式却是错误的。越来越多的著名学者和专业组织支持人们向纯素食的转变。

以下列出的这些组织和个人认为纯素饮食不仅是一种健康的营养模式，而且优于现代饮食：哈佛大学公共卫生学院；克利夫兰诊所；纽约长老会医院；永久期刊；澳大利亚营养师协会；美国营养与饮食学会；英国饮食协会；加拿大营养师协会；罗纳德·里根医学中心；梅奥诊所；能救命的营养学（Nutrition Facts）；沃尔特·威利特（Walter Willet），哈佛大学营养系主任。

健康人群的共同的特点之一是，他们在用餐时身心放松，并且不会吃得过饱。实际上，在日本冲绳，吃得太多被认为是一种不礼貌的行为；适量饮食则被认为是有文化的标志。在现代文化中，人们经常在走路时吃东西；为了让午餐或早餐适应繁忙的日程，我们习惯于吃快餐，结果导致咀嚼不充分，这是错误的行为。当我们停止活动，坐下来放松时，我们可以更有效地消化食物，并将血糖转换为长期储存的糖原。当头脑焦虑时，副交感神经系统的这些功能就不起作用了。

人们认为环境是存在于外部的事物，但是对我们个人健康而言最重要的环境却存在于我们内部。肠道生物群是影响我们健康的关键，它由生活在我们肠道中的数十亿种微生物组成。

这些微小的生命对我们的消化系统、免疫系统、神经系统甚至大脑都有不同程度的影响。它们可能是决定我们整体健康的关键。当我们考虑这些微小生物的影响程度时，要记住最重要的一点：内部环境的唯一决定因素就是我们所吃的食物。一顿饭可以彻底改变菌群的种类及其功能。猜猜哪种饮食会让他们最快乐？相信你可以大致猜到，多样化的纯素饮食可以创造快乐的生物群。我将其称为："快乐的它们，快乐的我！"

许多人认为只有肉、蛋和奶制品等动物产品才能提供足够的蛋白质。常见的说法是，只有这些食物含有"优质"的蛋白质。如果这是事实，那么不吃其他动物的动物是如何获取蛋白质的呢？例如大猩猩、大象和牛，它们似乎都不吃肉和鸡蛋，却拥有大量蛋白质。答案是所有蛋白质都源于植物，最终被身体分解并以氨基酸的形式重新组合到维持健康所需的组织中。不可否认的事实是，多样化的纯素饮食（如本书中的食物）提供了对身体健康至关重要的所有蛋白质。

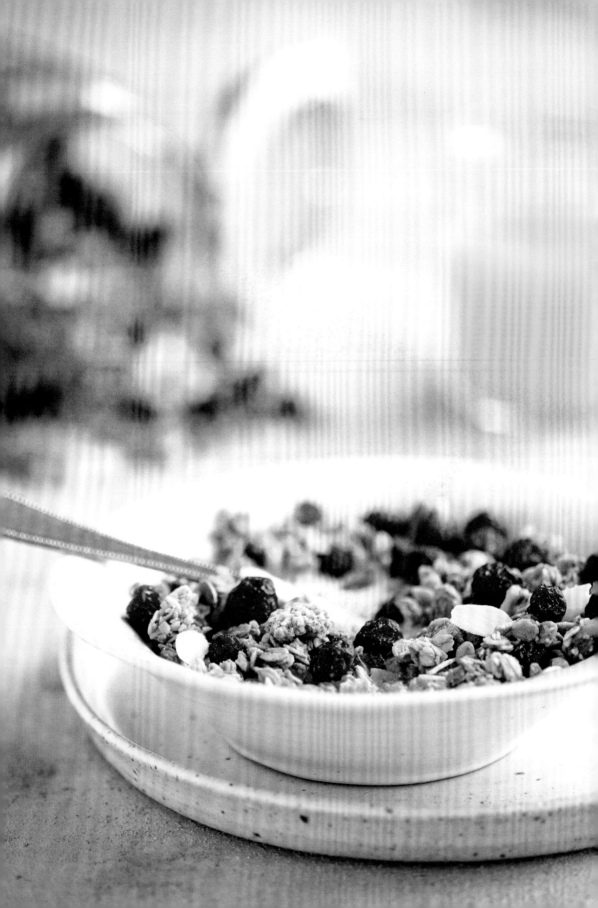

混合烤格兰诺拉麦片（12人份）

这款早餐美味可口，可以根据自己的喜好轻松进行变换，也可以让孩子一起参与制作。它可作为甜点的装饰或直接作为点心。我将此作为礼物送给家人和朋友，在玻璃罐中装饰起来非常好看，这就是传播纯素理念的幸福！

材料

有机麦片 6杯	椰蓉 1杯	糙米糖浆 1/2杯
混合坚果 1杯	海盐 1小撮	喜欢的果干 适量
混合种子 1杯	肉桂粉 1/4茶匙	
杏仁片 1杯	苹果汁 1杯	

将烤箱预热至180℃。将麦片、坚果、种子、杏仁片、椰蓉、海盐和肉桂粉放入一个大碗中，混合均匀。在一个小锅中，将苹果汁和糙米糖浆加热，倒入盛有麦片混合物的碗中，搅拌均匀。将混合物再转移到一个大的烤盘中，放入烤箱烘烤30～40分钟，直到金黄酥脆。烘烤过程中，每隔10分钟搅拌并翻拌一次，使其均匀地上色。取出后冷却，放入碗中，加入喜欢的果干搅拌。与米奶、燕麦奶或杏仁奶以及当季的一些新鲜浆果和水果一起食用即可。

Tips

我们的身体能感知四季变换。吃季节性食物是种常识，在人类漫长的进化过程中，我们一直处在不同季节的循环交替之中，我们的身体希望我们能够适应——这是我们基因的一部分。当气候变凉或变暖时，我们需要通过调整食物而不仅仅是增减衣物来达到平衡。当我们观察气候变化并选择适合季节的食物时，我们会发现食用当地食物既可以满足我们的健康需求，又可以减少消费那些需要长途运输的食物。

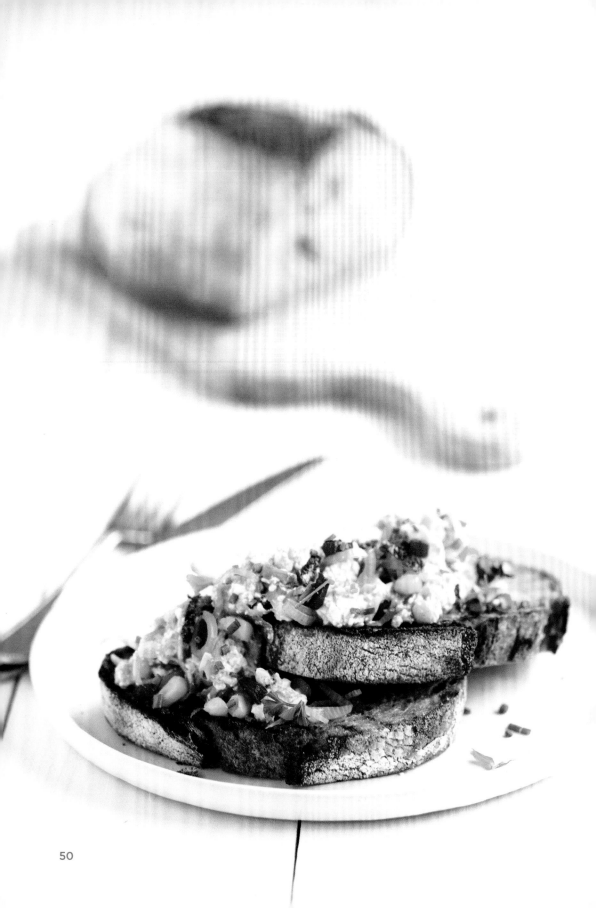

炒豆腐（4人份）

炒豆腐是类似炒鸡蛋的一道菜，容易消化也很美味，并能满足人体对于植物雌激素的需求。

可以在午餐或晚餐食用，作为豆类蛋白的来源，或在周末作为休闲早午餐。食谱里的甜玉米、辣椒和葱是可选的，可以根据季节尝试换成不同的蔬菜。

材料

芝麻酱

- 中东芝麻酱 2汤匙
- 酱油 1汤匙
- 大蒜 1瓣
- 大藏芥末酱 1茶匙
- 营养酵母粉 3汤匙
- 水 1/2杯

炒豆腐

- 洋葱 2个
- 姜黄粉 1/2茶匙
- 烤红甜椒丁 1/2杯
- 双孢菇薄片 1/2杯
- 大葱 3根
- 甜玉米粒 1杯
- 有机豆腐 1块

- 酱油 1汤匙
- 水 1/2杯
- 海苔丝 1/2杯
- 新鲜香菜碎 1/4杯
- 欧芹碎 适量
- 烤黑芝麻 1汤匙

将芝麻酱的食材混合后，放入搅拌机高速搅拌，放置待用。洋葱切薄片，大葱切薄片。在厚底锅中，用中火加热少许水，倒入洋葱和姜黄粉翻炒，盖上盖子焖煮5分钟。加入烤红甜椒、双孢菇、大葱和甜玉米粒，再炒5～8分钟。

将豆腐捏碎或捣碎，放入锅中，倒入酱油和1/2杯水。盖上锅盖，小火煮5分钟。将搅打好的芝麻酱、海苔丝和香菜碎倒入锅里充分搅拌，熄火。撒上欧芹碎和烤黑芝麻。趁热放在烤好的酸面包或硬全麦面包上即可。

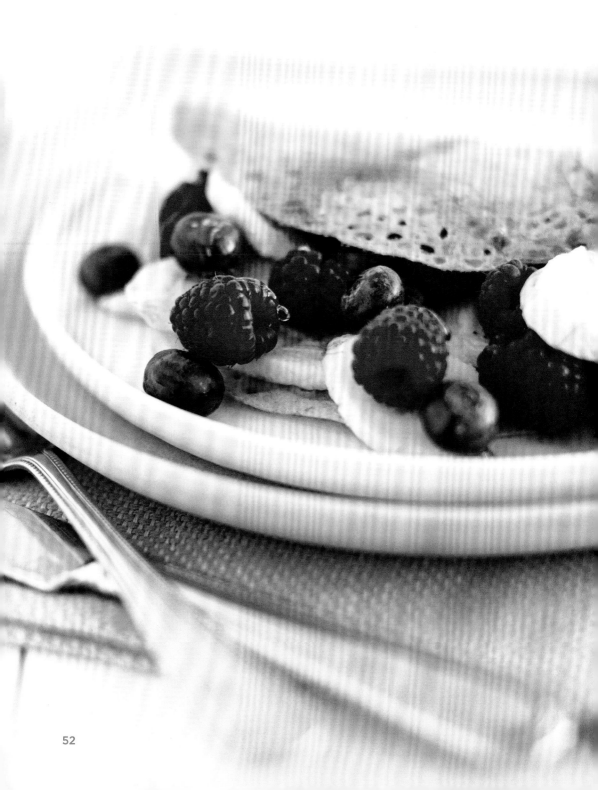

咸甜荞麦可丽饼（6张薄饼）

这些可丽饼只使用几种植物性食材，未使用精制糖或油，美味又充盈，可咸可甜。

材料（薄饼）

荞麦粉 3/4杯

未漂白面粉 3/4杯

泡打粉 2茶匙

熟香蕉 2个

燕麦奶（或豆浆）1½杯

水 1/2杯

苹果醋 1汤匙

制作薄饼。在一个大碗中混合所有干性食材。将香蕉切碎，与其他液体食材放入搅拌机中，高速搅拌成奶昔状，再和干性食材混合成面糊。先将可丽饼机（也可使用平底锅或烤盘）预热，倒入1/2杯面糊，并用工具将面糊抹开成薄饼。将薄饼加热两三分钟，当面糊出现气泡，边缘变成棕色时，用刮刀小心地将其翻转到另一面再加热几分钟。

Tips

如果你想食用更薄的可丽饼，在面糊中再加些水即可。如果使用其他面粉，例如全麦面粉，按照比例混合即可。当蓝莓上市时，我会加1/2杯搅打制成面糊。

材料（馅料）

甜味馅料

香蕉 适量

新鲜蓝莓 适量

枫糖浆或糙米糖浆 适量

咸味馅料

大蒜 2瓣

洋葱 2个

栗蘑 12个

红甜椒（或黄甜椒）1个

西葫芦 1个

酱油 1茶匙

香菜碎（或欧芹碎）1/2杯

罗勒西洋菜青酱 适量

无油蛋黄酱 适量

制作咸味馅料。将大蒜切碎，所有蔬菜切小丁。在厚底锅中加热少许水。将大蒜和洋葱翻炒5分钟，加入蔬菜和少许酱油。盖上锅盖煮10分钟，不时搅拌，如果锅看起来干了，可再加水。关火前撒上新鲜的香菜碎，然后将蔬菜盛到有盖的盘子中。

趁可丽饼还温热时，抹上罗勒西洋菜青酱（见第185页）和无油蛋黄酱（见第188页）。加入炒好的混合蔬菜卷起来或对折。搭配热乎乎的汤一起享用即可。

当然你也可以购买市售的无油青酱或蛋黄酱。

国际贸易协定对海运和空运的国际货运不征燃料税，这仅仅鼓励了超市从世界各地进口食品。例如，在英国，用来做面包的小麦通常跨越了6400多千米从美国运来。而在美国，一个奇异果可能是从智利飞8000多千米被运到那里。来自于塞内加尔的玉米常年大量出现在英国的超市。为利用廉价劳动力而进行的"食品里程"竞争，破坏了当地可持续农业的发展。通过食物回归系统，我们可以在家中用当地的有机食物进行烹饪，这不仅可以改善我们的健康状况，还可以促进资源的良性发展和社会公正。

中医历史悠久，已有记载达数千年，有本古老的医书《伊尹汤液经》是一本食谱书。根据历史记录可知，所有人都知道选择健康的食物是生死攸关的问题。这无关学术，而是生存的关键。古代如此，现代也一样。烹饪是身体健康的起点，我们吃的食物对我们的健康影响最大。

如今越来越多的人被诊断出患有乳糜泻，这导致"无麸质"食品的销量激增，餐馆的无麸质菜单也增长迅猛。估计有850万的英国人和多达30%的美国人会购买无麸质产品。这令人很困惑，因为根据医学专家的说法，只有大约1%的人口患有乳糜泻，而6%的人对麸质过敏。

腹腔镜检查可以明确诊断腹腔疾病，它可以显示肠壁是否受损，血液测试可以支持这项检测结果。如果没有这些检查或小麦过敏测试，专家的说法则只是一个猜测。有些人被诊断为"麸质过敏"，这是个很难验证的诊断。但是，如果淘汰了面筋产品，人们的整体健康状况可能会得到改善，在某些情况下，这些改善仅仅是因为人们剔除了不健康的面包、饼干和精制面粉等食品（许多含精制糖）。

除非标准测试确认了乳糜泻，否则可以先从饮食里排除所有含面筋的食物，并在症状得到控制后再向饮食中添加低麸质食品，并随时监测任何不适。无论如何，这个病的发生率有点言过其实，而那些喜欢高蛋白饮食的人更容易促使这种症状的发生。

丰盛美好的浓汤

　　食物历史学家认为汤的历史可能与烹饪的历史一样悠久。将各种食材在锅中混合以制成营养丰富、简单又饱腹的美味，令人难以抗拒。健康又疗愈的汤是每个国家传统饮食的一部分。

　　尽量用新鲜、有机、当季和当地的食材来做汤。无论食材是从自己的花园新鲜种植的，还是直接从农贸市场购买的，在食物和当地环境之间建立连接至关重要。我们吃的食物是我们文化认同的一部分，吃本地食物有助于为自己和子孙后代创造一个更具韧性和可持续的未来。

Tips

　　有机蔬菜鲜味高汤粉。我喜欢用这种美味且非常快速简便的方式。它由最优质的天然原料制成，无需使用酵母提取物，这个独特的创意高汤料包可用于我的许多食谱，从汤到酱汁、意大利烩饭和沙拉酱等。

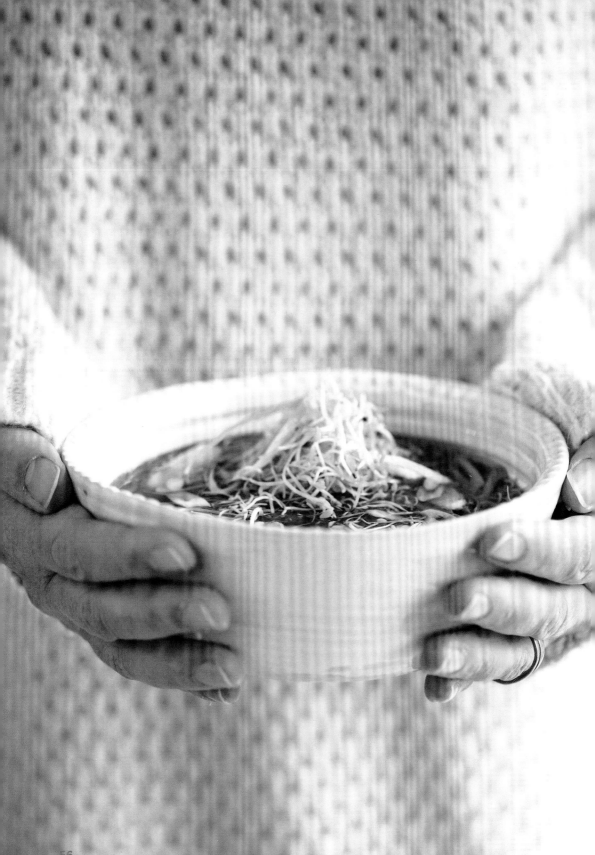

快手味噌汤（4~6人份）

味噌是用大豆发酵而制成，可用于各种菜肴，但它最广泛的用途是做汤。味噌在自然发酵过程中产生了多种酶，它们可以强健和滋养肠道，进而让维持身体平衡的血液变得更健康。血液质量决定了我们身体的健康程度。

材料

长10厘米、宽2.5厘米的海带 1块　　　　干裙带菜 1茶匙

干栗蘑 1/4杯（或干香菇 2朵）　　　　味噌 5大茶匙（每碗大约1茶匙味噌）

水 6杯　　　　　　　　　　　　　　　新鲜生姜汁 1汤匙

葱白 3根　　　　　　　　　　　　　　芽苗 适量

在一个小碗中，将干裙带菜浸泡在水里，放置待用。在汤锅里放入海带、栗蘑和2杯水，浸泡约20分钟。然后取出栗蘑，切小块。如果使用香菇，切去茎部不用，然后将其切成薄片。葱白切薄片。

再往锅里倒入4杯水，盖上锅盖，大火煮开。

转小火，再煮10分钟。加入葱白和预先浸泡好的裙带菜，再煮5分钟。将味噌通过小筛网放到汤中。用勺子搅拌直到糊状物充分溶解，将残留物刮入到汤锅中。最后加入生姜汁，有助于消化并促进细胞摄取天然糖分。食用时，将芽苗撒在汤上即可。

Tips

建议把这道基本款味噌作为日常饮食的一部分。其中的海藻类蔬菜可以增加血液的矿物质，还能促使你食用各种新鲜蔬菜，这些营养的平衡对增强生命能量至关重要。味噌已在东方饮食文化中存在了数百年，它帮助治疗癌症、消化不良、性欲低下和一些肠道感染问题，并能降低胆固醇等，是世界上最具食疗效果的食物。味噌有很多活性微生物，因此不要用大火煮。可以一次制作大分量并冷藏保存在玻璃容器中，每天早晨按需取出并稍微加热即可。

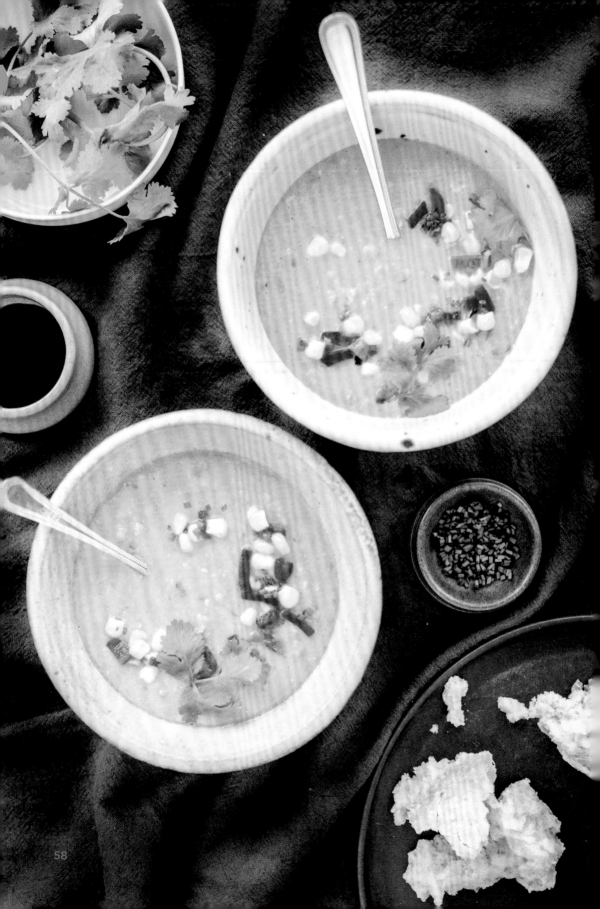

夏日玉米杂烩汤（6人份）

　　这是一道很简单的玉米杂烩汤食谱，可为家人或朋友烹制出一顿大餐。新鲜甜玉米粒与椰子奶油的搭配带来终极的夏季抚慰！如果想要快速又简便，可使用冷冻甜玉米粒，烹饪时间将减少至约20分钟。

材料

有机冷冻甜玉米粒 4杯　　　　大蒜 3瓣　　　　　　　无糖椰子奶油 1杯

白味噌 2大汤匙　　　　　　　烤红甜椒丁 1杯　　　　新鲜小葱葱花 1/4杯

热水 4杯　　　　　　　　　　大葱 1把　　　　　　　新鲜香菜碎 1/4杯

洋葱 1个　　　　　　　　　　酱油 2茶匙

　　洋葱切碎，大蒜切末，大葱切薄片。在量杯中将白味噌与热水混合，制成味噌汤。在一个大汤锅中加热少许水，放入洋葱和大蒜，中火翻炒约5分钟。加入甜玉米粒、烤红甜椒丁、大葱、酱油和味噌汤。烧开后盖上锅盖，转小火煮15分钟。拌入无糖椰子奶油。将一半的汤放入搅拌机中，高速搅拌成奶昔状再倒回锅中，加入新鲜葱花和香菜碎即可。

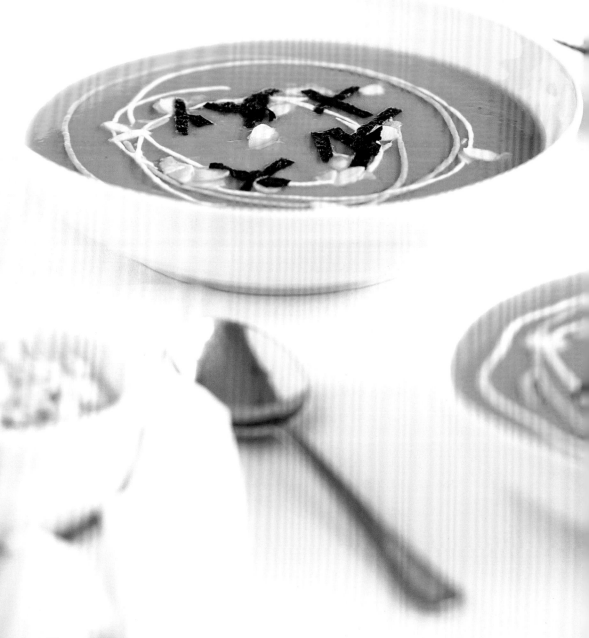

烤南瓜红薯浓汤配酸梅杏仁奶油（4~6人份）

这道汤非常适合在凉爽的秋天作为晚餐的配菜或主食，酸梅和杏仁奶油赋予了它更丰富的口感。

材料（烤南瓜红薯浓汤）

热水 4杯	大蒜 5瓣
鲜味高汤粉 1袋	洋葱 1个
红薯 1个	烤杏仁片 适量
南瓜 1个	海苔丝 适量
海盐 少许	葱花 适量

将烤箱预热至180℃。将高汤粉与4杯热水混合，放置待用。将红薯和南瓜纵切成两半，将少许海盐撒在切面。将它们的切面朝下，放在铺有烘焙纸的烤盘上。将蒜瓣也放到烘焙纸上。放入烤箱中层，烘烤35~40分钟，或者直到蔬菜变软时即可取出，冷却待用。

洋葱切丁。蔬菜变凉时，从红薯和南瓜中挖出肉，去掉种子。将大蒜去皮，然后将大蒜、高汤、烤蔬菜和洋葱一起放入锅中。烧开后盖上锅盖，转小火煮25分钟，偶尔搅拌。使用料理机将汤高速搅拌成顺滑的奶油状。

材料（酸梅奶油）

酸梅酱 1½汤匙

石榴子 1杯

糙米糖浆 2汤匙

水 2汤匙

将所有食材放入料理机高速搅打成奶油状。

材料（甜杏仁奶油）

去皮杏仁 1/2杯

水 1/2杯

糙米糖浆 1汤匙

将浸泡过夜后的杏仁沥干，然后和其他所有食材一起放入料理机高速搅打成奶油状。

将汤趁热倒入碗中。在中间放一些烤杏仁片和海苔丝。先用甜杏仁奶油做一个螺旋状的设计，然后在外围淋一些酸梅奶油。撒一些葱花即可。

Tips

我用的是酱汁挤压瓶，用勺子也可以做出同样神奇的效果。

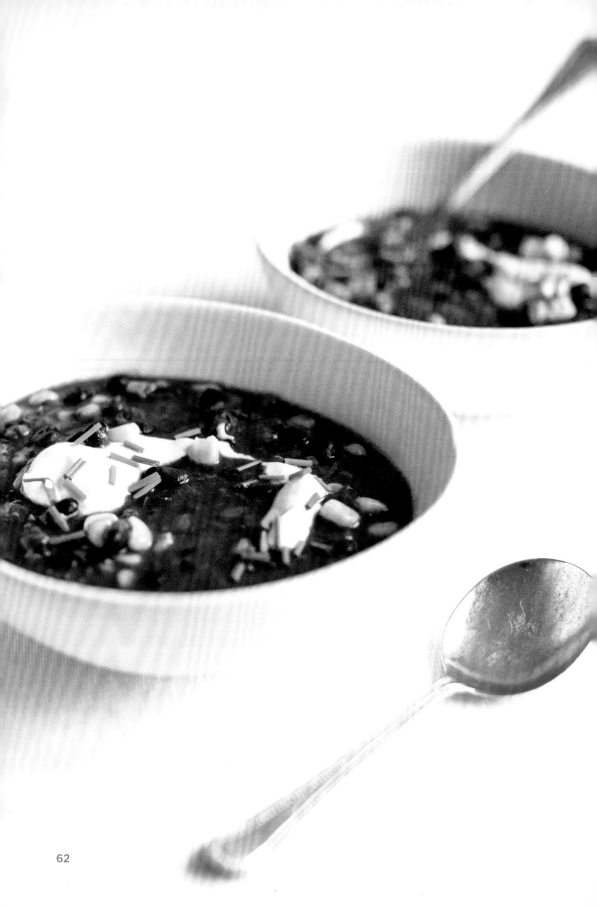

黑豆汤配酸奶油和香葱（6人份）

黑豆是真正的无名英雄，而让所有人爱上吃豆子是我的使命。黑豆本身没有什么突出的味道，适合搭配所有食材，同时能提供很好的口感。这道汤配上酸奶油在视觉上形成颜色的反差，看上去赏心悦目。这也提醒了我们，有时候其实是我们的眼睛在吃饭！

材料

熟黑豆（见第125页）3杯　　　　酱油 1汤勺

烤红甜椒丁 1杯　　　　　　　　鲜味高汤粉 1袋

洋葱 3个　　　　　　　　　　　热水 3杯

大葱 1根　　　　　　　　　　　新鲜玉米粒（冷冻也可）1杯

大蒜 4瓣　　　　　　　　　　　新鲜香菜碎 1/2杯

肉桂粉 1茶匙　　　　　　　　　酸奶油（见第179页）

干罗勒 1茶匙　　　　　　　　　葱花 适量（装饰用）

用热水溶解高汤粉，放置待用。洋葱切薄片，大葱切薄片，大蒜切末。厚底锅里加热少许水，放入烤红甜椒、洋葱、大葱和大蒜，中火翻炒10分钟。加入肉桂粉、干罗勒和酱油，继续翻炒5分钟。倒入黑豆和高汤，煮开（不盖盖子）。转小火焖20分钟，如果需要可以再加点水。最后加入玉米粒和香菜碎，再焖5分钟。品尝并调整味道。趁热倒入碗中，搭配一两勺酸奶油，撒点新鲜的葱花即可。

Tips

如果用高压锅或慢炖锅煮豆子，可以用煮豆子的水（大概浓缩到1杯的分量）作为汤底。如果使用罐装有机豆子，则冲洗干净后滤干再用。

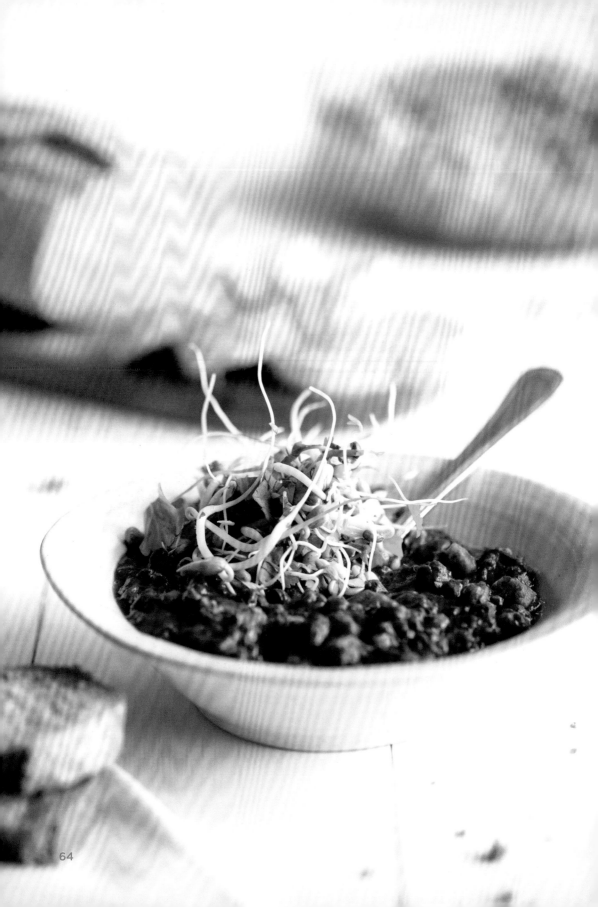

姜汁酱油红豆汤（4~6人份）

这道汤的食材都很常见。它的味道丰富甜美，且简单易做，因此我经常在工作室做给客户吃。它可以帮助平衡血糖、滋养内脏，是养护胰腺和脾脏的完美补品。

材料

鲜味高汤粉 2袋

熟红豆 3杯（见下方）

洋葱丁、胡萝卜丁、西芹丁、南瓜丁、
　牛蒡丁和欧洲防风丁 各1杯

羽衣甘蓝叶 4片

新鲜生姜汁 1汤匙

酱油 适量

热水 6杯

装饰
┌ 芽苗
└ 葱花

熟红豆
┌ 干红豆 1杯
└ 长7厘米的干海带 1块

将干红豆和干海带浸泡过夜，把水倒掉，将红豆和海带倒入高压锅，倒入能够完全浸没红豆的水。当压力阀升起来时，转小火烹煮30分钟，让压力慢慢降低。将羽衣甘蓝叶切丝，把高汤粉溶解在6杯热水中。将熟红豆、蔬菜丁（除了羽衣甘蓝）和高汤一起倒入厚底锅中，用小火煮25~30分钟。最后加入羽衣甘蓝搅拌均匀，再煮5分钟。用生姜汁和酱油调味。撒上芽苗和葱花即可。

Tips

1. 提前浸泡豆子可以大大缩短烹饪时间并让口感更好，且更容易消化。

2. 红豆的颜色是深棕红色，小而紧凑。这种小巧的豆类是亚洲东部地区的主食。因其特有的疗愈功能在日本备受欢迎。它的脂肪含量低，和其他豆类相比更容易消化，同时富含钾、铁和B族维生素，并且蛋白质和膳食纤维含量很高。我用这种功能强大且营养密度高的红豆来做汤、汉堡、药用茶、酱和甜点，创意无限。

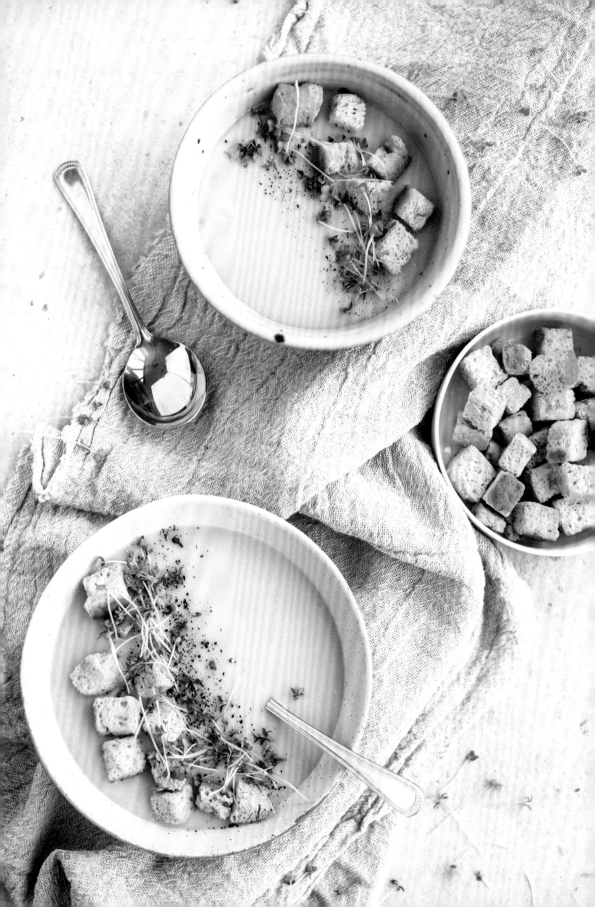

龙蒿防风汤配酸面包丁（4~6人份）

我一直认为欧洲防风是被严重低估的冬季蔬菜。它们富含维生素和矿物质，几乎不含脂肪、胆固醇或钠，是减肥的完美之选。欧洲防风的膳食纤维、叶酸和钾含量很高，因此可以提高能量并降低血压。

材料

酸面包丁

- 酸面包 8片
- 意大利混合香料 1汤匙
- 大蒜粉 1/2茶匙
- 海盐 1/4茶匙

汤

- 洋葱 1个
- 大葱 1根
- 欧洲防风 6~8个
- 杏仁奶（或燕麦奶）2杯
- 有机蔬菜高汤 1杯
- 味醂 2汤匙
- 干龙蒿叶 1汤匙
- 白味噌 1汤匙
- 酸面包丁（见上方）

装饰

- 芽苗
- 野生薰衣草花瓣

制作酸面包丁。将烤箱预热至170℃。撕去面包边，将面包切成适口大小，放入大碗中，添加意大利混合香料、大蒜粉、海盐，并充分混合。将面包丁均匀地摆放在铺有烘焙纸的烤盘上，烘烤5~10分钟，直到开始变黄并变脆为止。将面包丁在烤盘上冷却20分钟，然后转移到密闭的容器中，在室温下最多保存2周。

洋葱、大葱切碎，欧洲防风去皮切丁。将洋葱、大葱和欧洲防风一起放入汤锅中。倒入杏仁奶、有机蔬菜高汤、味醂和干龙蒿叶。盖上锅盖煮开后转小火，焖熟到防风变软（约25分钟）。将汤倒入料理机中搅打成奶昔状。先将白味噌溶解在1/2杯汤里，再倒入锅中。趁热盛入碗中，撒上酸面包丁。用一些芽苗和薰衣草装饰即可。

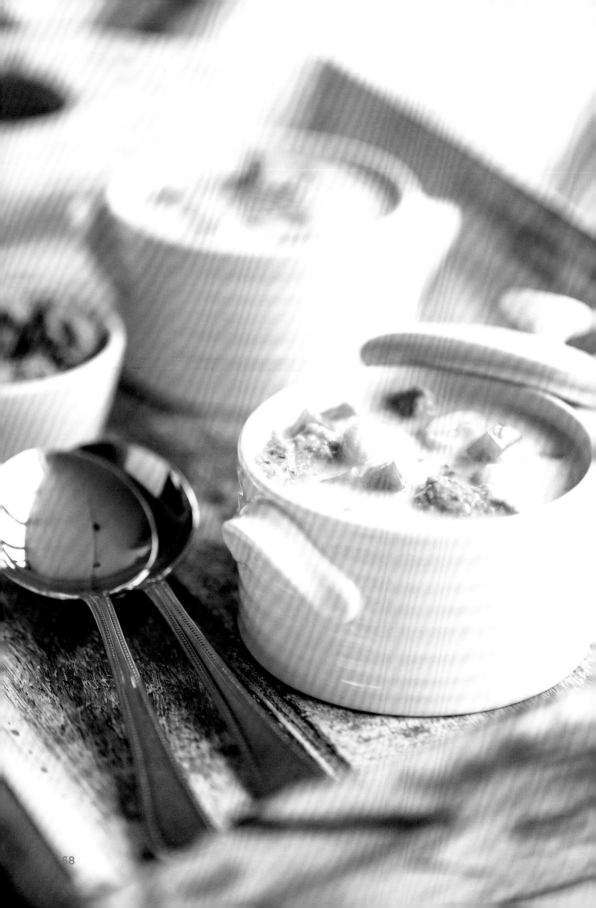

白芸豆杏仁汤配青酱（4~6人份）

一碗加了大蒜和百里香的白芸豆汤真是美味，第二天味道还会更浓郁。所有的豆汤对身体永远是最好的，而这道汤含有优质的蛋白质和来自杏仁奶的好脂肪。每次可以多做一点，剩余的部分保存好以备不时之需。

材料

切碎的大葱 1杯	无糖杏仁奶（或豆浆）2杯	**熟白芸豆**
大蒜 3瓣	鲜味高汤粉 1袋	干白芸豆 1杯
西芹 2根	热水 1杯	长5厘米的干海带 1块
胡萝卜 2根	干百里香 1/2茶匙	
熟白芸豆（见右侧）	白味噌 1汤匙	
	盐 少许	

将干白芸豆和干海带在水中浸泡一晚。倒掉浸泡水，冲洗干净。将白芸豆和海带一起倒入高压锅中，加水至豆子上方2厘米处。大火煮开后盖上盖子锁紧，直到压力阀最大时转小火再煮30分钟。关火后等到压力自然消失。取出海带，搅拌均匀，留1½杯煮豆子的水用来做汤。豆子可分小份冷冻保存。

大蒜切末，西芹、胡萝卜切丁，将高汤粉溶解在1杯热水中，放置待用。在厚底锅里加热一点水，加入大葱、大蒜和少许盐翻炒至变软。倒入西芹和胡萝卜丁继续翻炒5分钟。将蔬菜平铺在锅的底部，将熟白芸豆倒在上面，加入杏仁奶、高汤和干百里香。盖上盖子，中火煮开后转小火煮15分钟，最后加入白味噌即可。

摆盘时，将汤分别倒入小碗中，再各加1勺青酱即可。

法式青酱

材料 烤杏仁 1/2杯　新鲜大蒜 2瓣　罗勒叶 1杯　白味噌 2茶匙　糙米糖浆 1茶匙　水 2汤匙

法式青酱与意大利青酱不同，它不含松子，基础配方有罗勒和大蒜。这款青酱可以作为抹酱。搭配烤土豆、比萨或蔬菜，甚至可以搭配意面吃。将所有食材放入料理机搅打至顺滑即可。如果需要，可以加点水调整口感。可在煮汤的时候制作青酱。

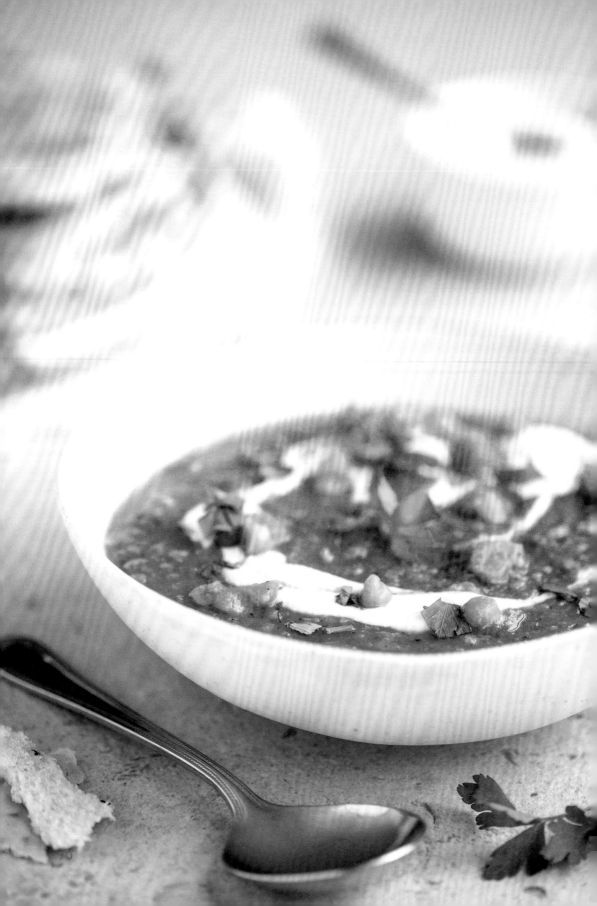

辣味绿小扁豆汤配酸奶油（6~8人份）

用超级健康的蔬菜和低脂的小扁豆一起烹饪，就成了一道简单的冬季暖身汤。这道食谱非常经典，几乎可以用所有不同类型的小扁豆来煮。我喜欢用绿小扁豆。它也有红色和黄色的品种（汤的颜色看起来完全不同），鹰嘴豆和其他豆类也适用于这个食谱。

材料

蔬菜高汤（或水）2汤匙	干罗勒 2茶匙
洋葱 2个	孜然粉 1茶匙
大葱 1根	辣椒粉 1/2茶匙（可选）
南瓜 1个	鲜味高汤粉 2袋
西葫芦 1个	水 6杯
红薯 1个	绿小扁豆 1½杯
欧洲防风 1个	酱油 适量
新鲜玉米粒（冷冻也可）1杯	酸奶油（见第179页）
海盐 1小撮	欧芹碎（或香菜碎）适量

洋葱切碎，大葱切片，南瓜、西葫芦切丁，红薯、欧洲防风去皮后切丁。在一口大锅中将蔬菜高汤加热，小火翻炒洋葱和大葱5~7分钟。加入南瓜、西葫芦、红薯、欧洲防风、玉米粒、盐、干罗勒、孜然粉、辣椒粉，煮5分钟。用6杯水溶解高汤粉，并倒入锅里，盖上盖子，煮开后倒入绿小扁豆，转小火焖20~25分钟，直到汤开始变得黏稠，根据需要用水调节至想要的稠度。用手持搅拌器将汤搅拌成带颗粒感的浓汤。用酱油调味。趁热倒入碗中并在最上面加1勺酸奶油。撒上碎欧芹碎，搭配烤饼吃即可。

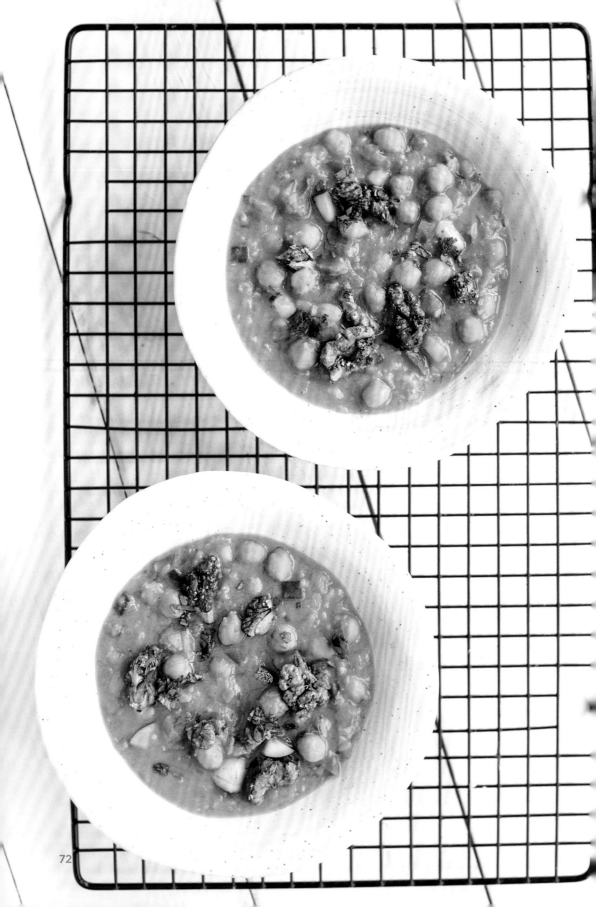

鹰嘴豆蔬菜汤配颗粒花生酱和香料烤核桃（6人份）

这道鹰嘴豆红小扁豆浓汤搭配核桃面包和带颗粒感的花生酱，口味浓郁，让人唇齿留香。

材料

红洋葱 1个	红小扁豆 1杯
西芹 1根	熟鹰嘴豆（见第181页）1½杯
胡萝卜 2根	鲜味高汤粉 1袋
孜然粉 1茶匙	颗粒感花生酱 3汤匙
香菜碎 1茶匙	西葫芦 2个
姜黄粉 1茶匙	酱油 1汤匙
大蒜 1瓣	香料烤核桃（见下方）

红洋葱、西芹、胡萝卜、西葫芦切丁，大蒜切末，红小扁豆洗净。在一个厚底锅中，用一点高汤或水翻炒洋葱、西芹和胡萝卜，中火炒5分钟。加入孜然粉、香菜碎、姜黄粉、大蒜及少量水，再继续翻炒几分钟。用4杯水溶解高汤粉，连同红小扁豆、鹰嘴豆一起倒入锅中，搅拌均匀，然后加入花生酱和西葫芦。煮开后转小火焖约25分钟。最后用酱油调味。上菜时撒上一些香料烤核桃即可。

香料烤核桃

材料 核桃 1/2杯　酱油 1茶匙　营养酵母粉 1汤匙　洋葱粉 1/4茶匙　大蒜粉 1/4茶匙　海盐 1小撮

烤箱预热至140℃。在大碗中放入核桃，倒入 1 茶匙酱油拌匀，在另外一个碗里加入其余的食材混合好，撒入盛有核桃的碗中，拌匀。在烤盘里铺上烘焙纸，倒入混合好的香料核桃烘烤 5 ～ 8 分钟，中途注意观察以免烤煳。

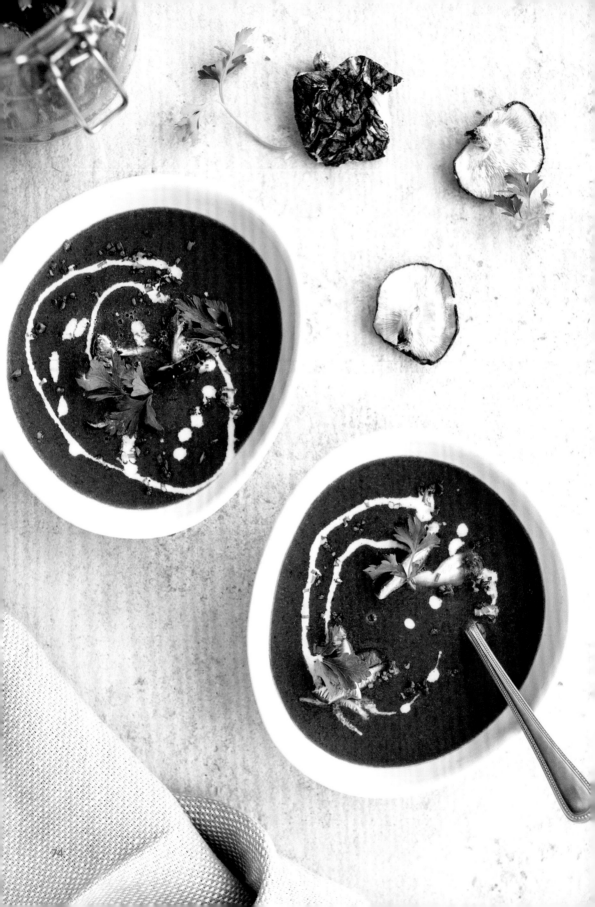

蘑菇浓汤配美味腰果奶油（4~6人份）

这道美味浓汤的秘密就是将干的和新鲜的香菇混合使用。赋予了它更丰富的颜色和口感。只品尝一小口就能深深满足于来自大自然的味道。

材料（腰果奶油）

生腰果 1/2杯

水 3/4杯

新鲜柠檬汁 2茶匙

乌梅调味粉 1茶匙

将腰果用水浸泡一夜，冲洗干净后倒入料理机中，加入其余的所有食材，高速搅打成奶油状。根据情况可能需要在中途暂停几次，将周围的食材用刮刀刮到底部。或者加一点水，打成需要的黏稠度即可。倒入一个密封容器里冷藏保存。

材料（蘑菇浓汤）

干香菇 4朵

干栗蘑 1杯（压实）

新鲜蘑菇（如香菇或双孢菇）2杯

切碎的大葱 2杯（压实）

黑胡椒粉 适量（可选）

干茴香 1/2茶匙

大蒜 2瓣

新鲜柠檬汁 1汤匙

味醂 2汤匙

鲜味高汤粉 1袋

面粉 1汤匙

腰果奶 1/2杯

葱花 2汤匙

温水 5杯

将干香菇和干栗蘑放到4杯温水中浸泡1个小时，然后冲洗干净，保留浸泡水用来煮高汤，它能赋予汤浓郁的鲜味。新鲜蘑菇去掉蒂部后切片，大蒜切末。在一个厚底锅中加热少许水后加入蘑菇、大葱、黑胡椒粉、大蒜、干茴香和柠檬汁，煮2分钟，不停搅拌，稍微调高火力后倒入味醂，焖3分钟，直到汤变得少一点。加入面粉和少许水后拌匀。

用1杯温水溶解高汤粉，连同浸泡水一起倒入锅中，大火烧开后转小火，盖上盖子焖30分钟。最后倒入料理机中搅打成顺滑的浓汤。再倒回锅里，加少许水调节稠度。趁热享用，每个碗中加入一两勺腰果奶油和葱花即可。

干香菇和干栗蘑是我橱柜里的首选优质食材。它们具有不可思议的疗愈功能，能激活免疫力，还为菜肴增添了令人垂涎的鲜味。它们蕴含了天然泥土的芳香，只需少量就能散发持久的回味。我使用这种神奇的蘑菇来调理客户的胆固醇和甘油三酯的水平并净化血液。

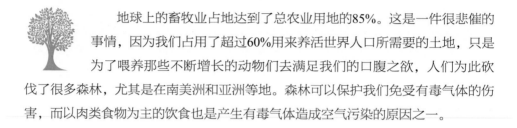

地球上的畜牧业占地达到了总农业用地的85%。这是一件很悲催的事情，因为我们占用了超过60%用来养活世界人口所需要的土地，只是为了喂养那些不断增长的动物们去满足我们的口腹之欲，人们为此砍伐了很多森林，尤其是在南美洲和亚洲等地。森林可以保护我们免受有毒气体的伤害，而以肉类食物为主的饮食也是产生有毒气体造成空气污染的原因之一。

快手菜

当准备午餐或晚餐的时间不够充分时，你可以从这些快手菜里随意挑选。再搭配一份新鲜沙拉或选一个口感丰富又饱腹的浓汤，便是丰富的一餐。

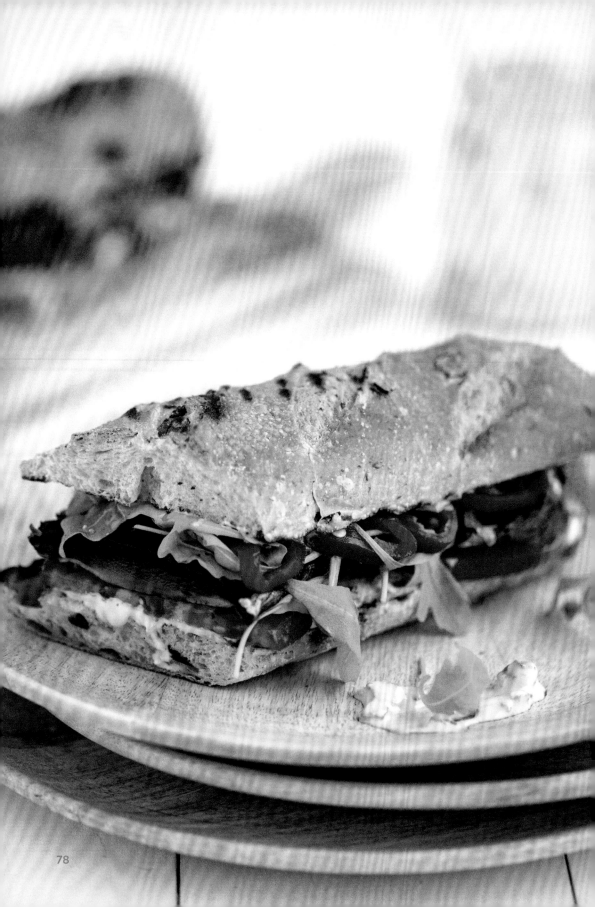

烤褐菇和红甜椒三明治（4份）

我的学生说这是他们吃过的最好吃的三明治。如果做法正确，烤褐菇三明治可以是最丰盛、最美味的三明治之一。

材料

意大利黑醋 2汤匙	褐菇 4朵
酱油 2汤匙	烤红甜椒丁 1/2杯
大蒜 3瓣	无油蛋黄酱 1/2杯（见第188页）
新鲜生姜汁 1汤匙	葱花 2汤匙
水 2汤匙	酸面团法棍 4个

夹馅

- 番茄 4个
- 新鲜沙拉菜 适量
- 烤红甜椒丝 1/2杯

大蒜切末，番茄切薄片。先把意大利黑醋、酱油、大蒜、新鲜生姜汁和水混合在一起，制成酱汁。将褐菇放在一个大容器里，倒入混合好的酱汁，然后密封好，腌至少2个小时入味。不断地摇晃容器保证褐菇沾到足够的酱汁。小碗里加入烤红甜椒丁、无油蛋黄酱和葱花，放置待用。预热烤架，铺上烘焙纸，将褐菇放上去，两面各烤四五分钟。然后放上法棍，切面朝下，两面各烤几分钟。将每片法棍的切面都涂上调配好的蛋黄酱，夹上腌好的褐菇、番茄、沙拉菜和烤红椒丝等即可食用。你可以根据自己喜好随意搭配。

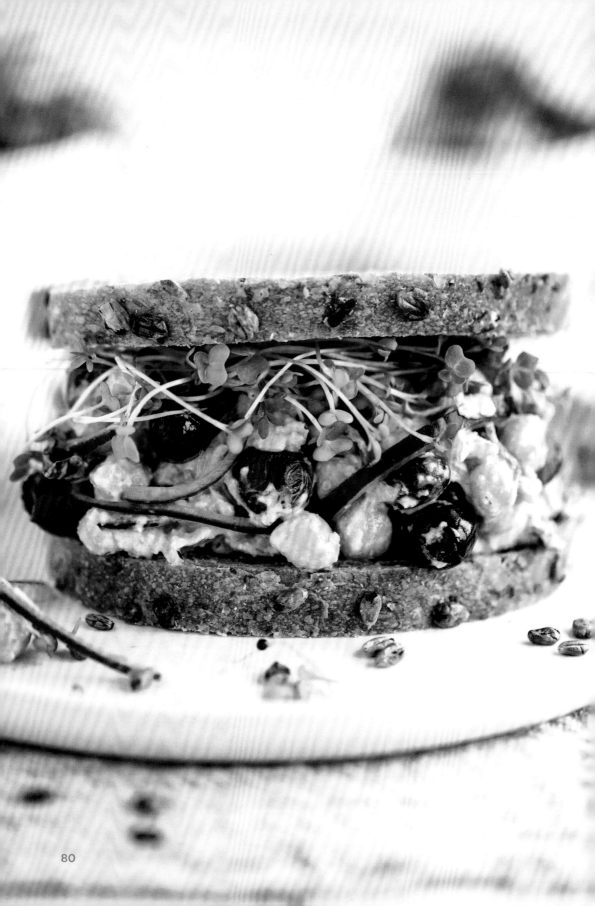

地中海鹰嘴豆沙拉三明治（6~8人份）

这款地中海风格的鹰嘴豆沙拉三明治色彩缤纷，风味十足。你也可以在上面加一些腌制的红洋葱和牛油果泥。这款鹰嘴豆泥也可以用生菜卷起来吃，或铺在绿叶蔬菜上再加几片黄瓜和番茄，或搭配薄脆饼干。

材料

鹰嘴豆泥 1杯（见第180页）

熟鹰嘴豆 3杯（见第181页）

红洋葱 1个

烤洋蓟 1/2杯

黑橄榄 1/2杯

西芹 1/2杯

干茴香 1茶匙

大蒜粉 1茶匙

乌梅调味粉 1汤匙

葱花 1/4杯

芽苗 适量

在一个大碗里，加入煮好的鹰嘴豆和做好的鹰嘴豆泥。用叉子背面将鹰嘴豆粗粗地碾碎，保留约1/4无须碾碎。然后将其余食材一起倒入到碗里混合制成三明治夹馅。你可以选择松软的或烘烤的发芽面包做这个三明治。未用完的夹馅放入冰箱密封冷藏，可保存约1周。

Tips

发芽面包是一种由全谷物制成的面包，在磨成面粉之前，可以将它们催芽（即发芽）。有几种不同类型的发芽面包。有些是添加额外面粉制成的，有些则添加了面筋，还有一些很少添加其他额外成分。

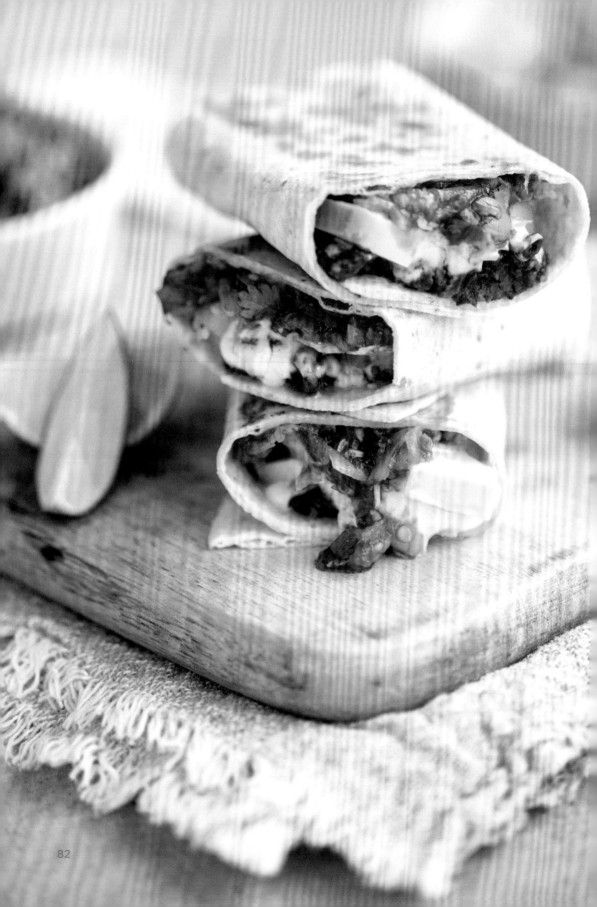

纯素墨西哥卷饼（6个）

这是一道墨西哥传统的节日美食。这款以蔬菜为主的卷饼充满了墨西哥风味和质感。做起来也很容易，是填满肚子的完美选择。玉米饼皮包裹着口感丰富的黑豆泥、酸奶油、莎莎酱、牛油果及香菜，好吃到你每晚都想吃它。

材料

有机玉米卷饼 6张

黑豆泥 2杯（见下方）

牛油果 1个

莎莎酱（见第181页）

酸奶油（见第179页）

青柠 2个

新鲜香菜碎 适量

将玉米饼在一个平底锅中加热几分钟，然后叠放在铺有湿纸巾的盘子上。在饼上加入黑豆泥、切成片的牛油果、莎莎酱和酸奶油，卷起来，吃的时候配上切块的青柠和香菜碎即可。

黑豆泥

材料 洋葱碎 1杯　海盐 1小撮　蒜末 1汤匙
烤红甜椒丁 1/2杯　熟黑豆 1杯（见第125页）
煮豆子的水 1/2杯

中火加热厚底锅，倒入少许水，加入洋葱、海盐、蒜末和烤红甜椒丁。拌匀后煮5分钟，然后倒入煮豆子的水和熟黑豆，再煮15分钟，直到洋葱变软后关火，倒入一个搅拌碗中，用叉子的背面碾碎豆子，不用完全碾碎，保留一些颗粒感。

Tips

没用完的黑豆泥可以冷藏或冷冻保存。

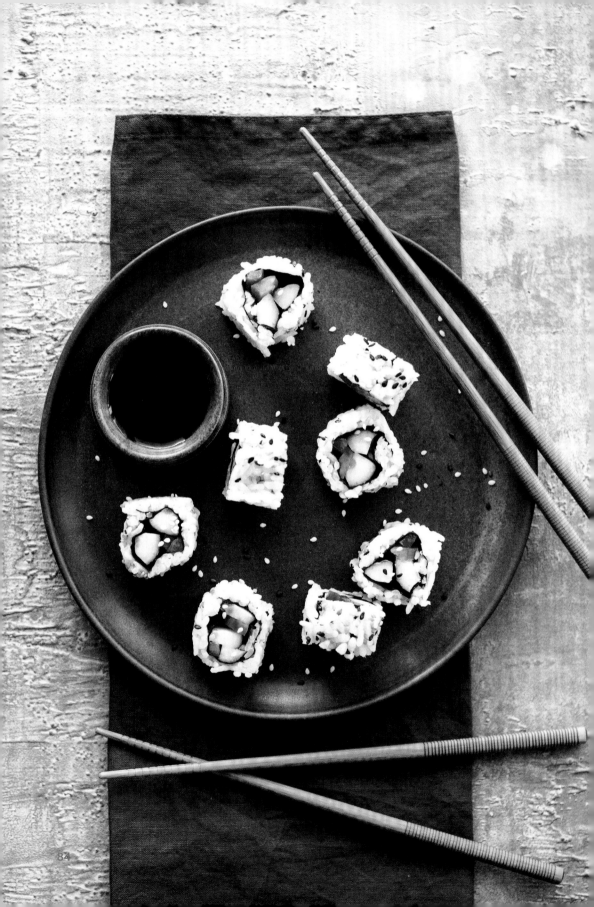

纯素加州反卷寿司配酱油姜汁（24~32个）

因为简单快捷，我喜欢用米饭和蔬菜制作各种海苔卷。与一般寿司卷不同，加州卷的外面是寿司饭，里面是海苔。

材料

加州卷

- 煮熟的寿司饭（见右侧）
- 烤海苔片 4张
- 青梅酱 2茶匙
- 胡萝卜 1个
- 黄瓜 1/4个
- 牛油果 1个
- 烤红甜椒 1个
- 烤芝麻 1汤匙（可选）

煮寿司饭

- 寿司米 3杯
- 水 3杯

煮寿司饭。将米放在大碗里，加水，并用手轻轻淘洗，等水变得混浊了，将水倒掉，重复直到水变清为止。将米浸泡30分钟，然后沥干。将米和水倒入厚底锅中。烧开，盖上盖子并用小火煮15分钟。关火后等10~15分钟至米饭变软，然后拌匀。

制作加州卷。在寿司垫上铺可降解保鲜膜，将海苔片有光泽的一面朝上放置，在海苔中间铺1/4的冷却寿司饭。

用木勺或用手将米饭轻轻地向四个边缘推，只在上下两边留少许空间，从底部拿起海苔片，抓住再翻转过来，使有寿司饭的一面朝下。黄瓜切细条，胡萝卜切细丝，牛油果、考红甜椒切片，依次铺在海苔片上，再抹一点青梅酱。

从寿司垫的底部开始慢慢往里卷，变成一个管状，稍微滚一滚，用手将里面的馅料压实，卷到海苔的顶部后再用力挤压寿司垫，让它变得更结实。如果喜欢，可以在寿司上撒烤芝麻，然后一起卷起来。

将做好的寿司卷翻转过来，接口处朝下，弄湿一把锋利的刀，然后切成6~8个小寿司卷，蘸酱汁食用即可。

生姜酱油蘸汁

材料 酱油 2汤匙　水 2汤匙
生姜末 1/4茶匙

将所有食材混合后放进小碗里即可。

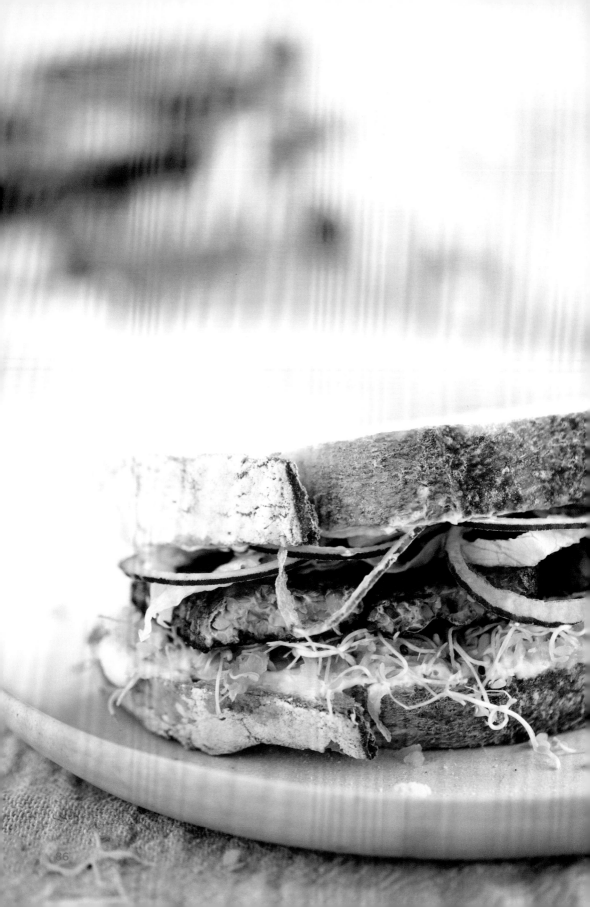

糖醋脆皮天贝酸面包三明治（4个）

天贝能与其他食材的味道很好地融合，因此这款三明治的味道和口感非常和谐。我喜欢两种不同口感的碰撞，松脆又有嚼劲，说的就是它。

材料

天贝 200克	大蒜 1瓣	红洋葱丝 适量
意大利黑醋 3汤匙	甜椒粉 1/2茶匙	生菜叶 适量
枫糖浆 2汤匙	烤面包 适量	泡菜 适量
酱油 1汤匙	无油蛋黄酱（见第188页）	芽苗 适量

天贝切长条，大蒜切末。将天贝放入一个浅的容器中。在一个小碗里混合意大利黑醋、枫糖浆、酱油、大蒜和甜椒粉，制成酱汁。将酱汁淋在天贝上，盖上盖子腌1个小时，晃动容器使天贝裹上酱汁。

将烤箱预热至200℃，将天贝从容器取出，放进烤箱烘烤，两面各烤七八分钟直到变得金黄酥脆。

将无油蛋黄酱涂抹在烤面包上，依次放上泡菜和芽苗、天贝、生菜叶，最上面再加一点红洋葱丝、泡菜和芽苗即可。

自然平衡饮食一个充满智慧的特征就是根据植物的状态或类型判断其营养特点。这是中医里阴阳研究的一部分。人们通常认为结构紧凑、口感密实、水分少的食物具有较高的阳性。这些食物可以让身体发热或产生能量。而在西方，能够让人变暖的食物包括各种辣椒，它们会产生快速和短暂的暖身效果。在自然平衡饮食体系中，许多根茎类蔬菜、圆白菜和豆类也具有发热的特性，只是更慢、更持久。在寒冷的日子里，将红豆、胡萝卜、欧洲防风和洋葱连同少许姜一起炖煮，可以让你抵御寒冷，维持体温。

我敬仰的一些伟人——如丹尼斯·伯基特、内森·普里特金（Nathan Pritikin）、约翰·尤德金（John Yudkin）以及许多其他自然平衡饮食的早期先锋倡导者，他们的一生都在忍受嘲笑。即使在40年前，人们认为"饮食是导致疾病的主要原因"这一想法还是荒谬的，因为疾病被认为是由病毒或细菌导致的，这些信念是基于偏见和常常被证明是错误的科学。即便在今天关于营养学的影响已经是公认的事实，约翰·麦克杜格尔博士等著名学者表示，部分偏见存在的原因是为了取悦食品行业。这些先驱者的工作本可以挽救无数人的性命，但却因人们的贪婪被刻意隐瞒。不幸的是，商业集团仍然具有影响食品的巨大力量。我们所吃的食物链越短，就越能增强当地和小型农户的产能，并能更好地控制自己的食物选择。

任何在养鱼场看过水质的人都会产生抗拒。鱼塘充满了超负荷的鱼（以最大化利润），也意味着这里是疾病的温床。与其他富集化畜牧业相似，疾病的威胁导致人们用大量的抗生素喂鱼。鲑鱼是最受欢迎的养殖鱼类之一，但鲑鱼是食肉动物，它以其他鱼类和贝类为食。为了饲养鲑鱼，人们将成吨的小鱼捕捞上来制成鱼粉来喂养它们，这严重破坏了海洋的生态食物链。

一碗食

如果你还没有试过这个超流行的一碗食，这里有7款我最爱的食谱任你选择。这些丰盛又美好的碗里装满了不同的蔬菜和风情万种的滋味，一年四季都适合。我使用短粒糙米为基础，设计出一些家常味道。比如辣味杂豆碗、蔬菜面筋碗、柠檬焗豆腐糙米碗，记得用下面的方法烹煮短粒糙米。

煮米饭

清洗2杯米并浸泡过夜。倒掉浸泡水，将米放在厚实的锅中，加4杯水煮沸。加少许海盐，盖上锅盖，在锅下放一个隔热板，将火调至最小，然后小火煮30~40分钟，直到吸干所有水分。这个食材分量可以做4~6碗米饭。

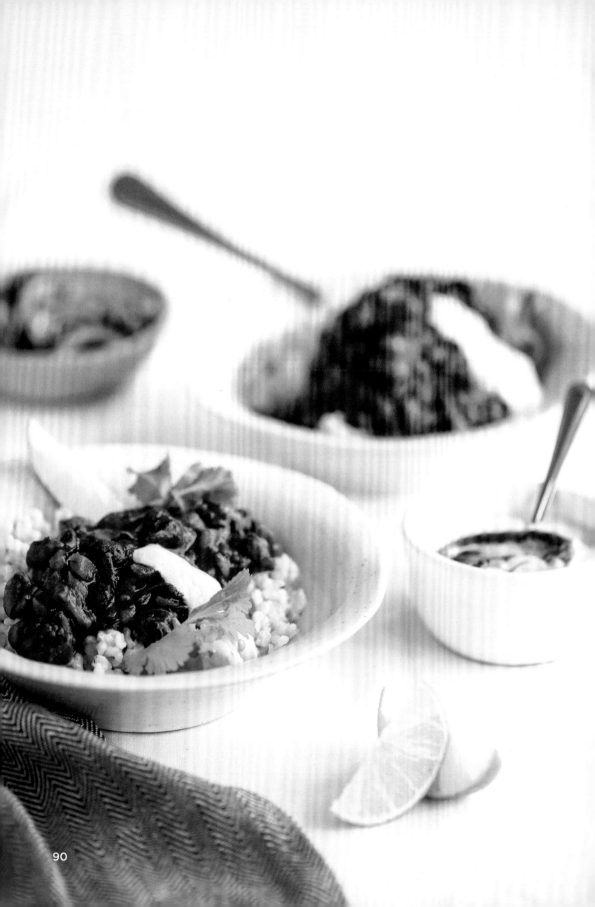

辣味杂豆碗（4~6人份）

这款独具一格的辣味杂豆碗很容易通过调整香料满足不同的口味，再搭配酸奶油和新鲜香菜，味道厚重浓郁。也适合搭配烤或蒸土豆泥、卷饼，或搭配其他谷物和蔬菜等。

材料

煮好的米饭 4杯（见第89页）

酸奶油（见第179页）

香菜 1把

青柠片 适量

辣味浇头

胡萝卜 1个

西芹 1根

洋葱 1个

大蒜 3瓣

番茄泥 1汤匙

孜然粉 1茶匙

香菜碎 1茶匙

香叶 1片

肉桂条 1根

普通或烟熏甜椒粉 1茶匙

干辣椒碎 1/2茶匙（可选）

切碎的番茄 2杯

黄甜椒 1个

酱油 1汤匙

煮熟的红腰豆、斑豆和黑豆 各1杯（见下方）

高汤 1杯

在厚底的锅中加热少许水，胡萝卜、西芹切丁，洋葱切碎，大蒜切末，放入锅中。中火煮至洋葱变软和透明，大约10分钟。加入番茄泥，搅拌均匀，然后加入孜然粉、香菜、香叶、肉桂、甜椒粉和干辣椒碎，炒一两分钟后加入切碎的番茄、黄甜椒和酱油。盖上锅盖，转小火再煮10~20分钟，不时搅拌，直到蔬菜煮熟为止。放入煮熟的豆子和高汤一起搅拌。重新煮沸，盖上盖子并用小火焖10~15分钟，直到豆子变热。加入切碎的香菜，与米饭、青柠片和酸奶油搭配食用即可。

煮豆子

材料 红腰豆、斑豆和黑豆 各1/2杯

小片海带 1片

将豆子和海带放在一个大碗中，加水浸泡过夜。沥干并转移到高压锅中。加水到豆子上方约5厘米处。大火烧开到最大压力，然后转小火并煮40分钟。让压力自然降下来即可。

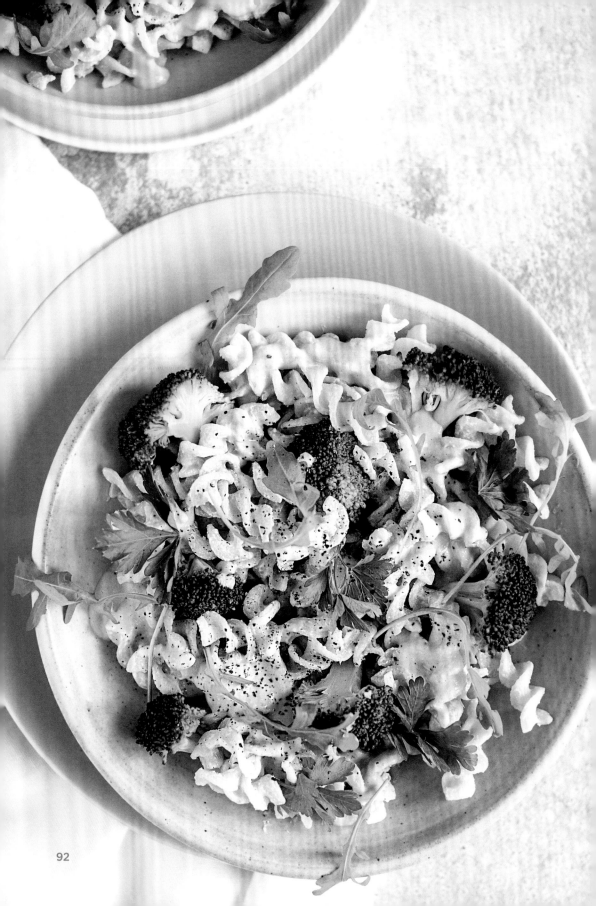

玉米螺旋面配西蓝花柠檬腰果奶油酱（4~6人份）

大米和玉米是美味营养的小麦替代食物，由玉米和米粉制作而成的意大利螺旋面搭配意面酱令人非常满足。请购买不含人工色素、香料或防腐剂的有机螺旋面，如果对小麦过敏，请选择不含麸质和小麦的品种。

材料

西蓝花 1颗	大蒜 3瓣	柠檬汁 1汤匙
意大利螺旋面 3杯	小葱 3根	营养酵母粉 3汤匙
腰果 1杯	白味噌 2汤匙	中东芝麻酱 2汤匙
水 1½杯	酱油 1汤匙	黑芝麻 适量

将西蓝花放入蒸笼中，用沸水蒸约5分钟至颜色变成鲜亮的绿色，但口感仍然有点脆。将意大利螺旋面放入沸水中煮至变嫩，沥干后盖上湿纸巾，以免变黏。腰果提前浸泡一夜，倒掉浸泡水，将腰果加入料理机中，加入1½杯水，打成顺滑的奶油状。大蒜切末，小葱切片，放入厚底平底锅中，加少许水，翻炒5分钟。加入搅打后的腰果、白味噌、酱油、柠檬汁、营养酵母粉和中东芝麻酱。小火煮10分钟，不停地搅拌，然后倒入料理机中，高速搅打成奶油状。把意大利螺旋面分成4碗，然后摆上西蓝花。倒入一些腰果奶油酱，用黑芝麻装饰即可。

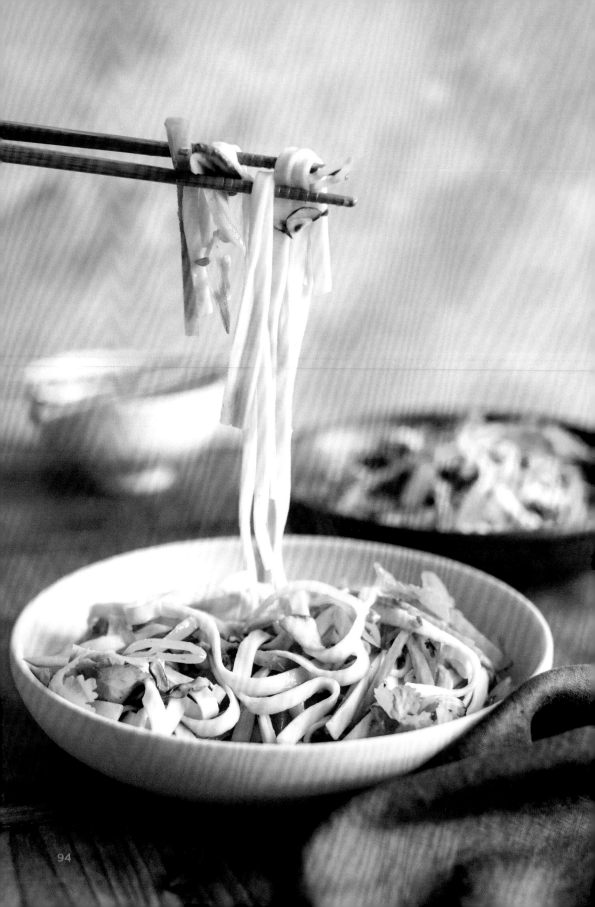

日式炒面一碗食（4~6人份）

摆在你面前的是一碗融合了东方美食风味的日式炒面（Yakisoba），实际上是荞麦炒面，是经典的日式菜肴。虽然"Yakisoba"中的"soba"是荞麦面，传统的日式炒面却是用普通面粉制作的。无论是乌冬面、荞麦面、炒面、广受欢迎的拉面还是其他形式，日本人对面条的喜爱真是深厚且变幻无穷。

材料

酱汁

日本酱油 2汤匙　　生姜汁 2茶匙
柠檬汁 1汤匙　　味醂 1汤匙
水 1汤匙

炒面

荞麦面 1把　　新鲜香菇 1/2杯　　西芹 1杯
洋葱 1杯　　胡萝卜 1/2杯　　绿豆芽 1杯
海盐 1小撮　　甜豌豆 1杯　　新鲜香菜 适量

将酱汁的所有材料倒入小碗中，混合好后放置待用。

在一口大汤锅中，按照包装上的说明煮好荞麦面，用冷水冲洗并沥干，放置待用。炒锅中加热少许水，加入切成半月状的洋葱和少许海盐，翻炒四五分钟，直到洋葱变透明。

香菇切薄片，胡萝卜切细丝，西芹切薄片，放入炒锅，翻炒三四分钟。放入甜豌豆，继续翻炒，将所有蔬菜搅拌均匀。最后将荞麦面倒在蔬菜上，盖上锅盖，小火焖几分钟。如果锅底干了，则再加一点水。打开盖子，倒入酱汁，撒上豆芽。仍然保持小火，用食物夹将面条和蔬菜混合，动作要轻以防面条断裂，等酱汁充分融入食材。必要时加入一两勺日本酱油调整味道。用新鲜的香菜装饰即可。

变换做法：你也可以选择乌冬面或其他面条。如果对麸质过敏，就选择糙米面或藜麦面吧。

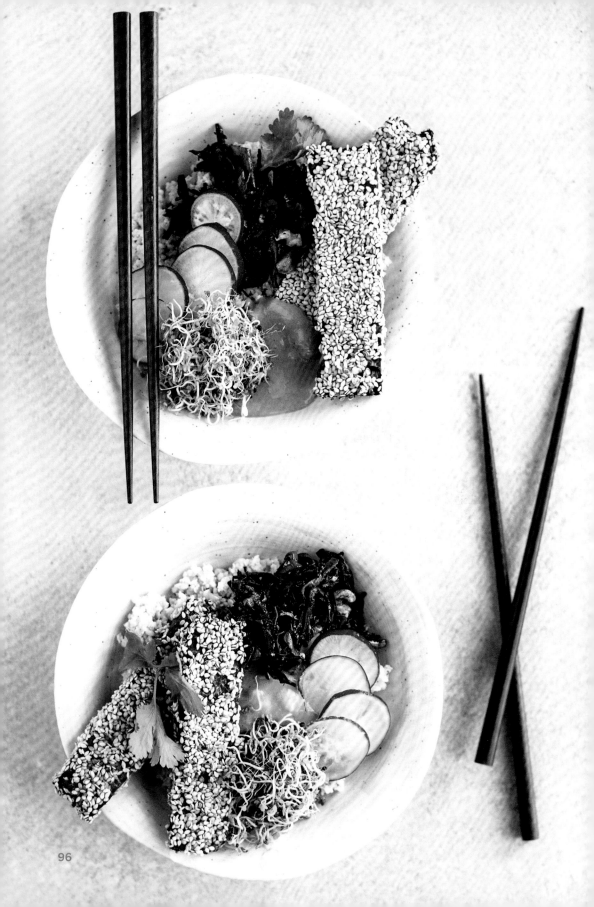

脆皮芝麻天贝蔬菜小米碗配甜味花生酱

尽管人们习惯认为小米是喂鸟的食物，但它不仅仅是"为鸟而生"。小米可以做出像土豆泥那样的奶油口感，也可以像米饭一样松散。它是一种美味的谷物，可以搭配多种食材。

材料（煮小米）

小米 1杯

水 1杯

将小米放在一口大锅中，无须加水，用中火烤四五分钟，或直到它变成浓郁的金棕色、发出谷物的香味为止。将水倒入锅中并充分搅拌。

大火煮沸，转小火煮15分钟。关火，再闷15分钟。用叉子将小米弄松散并趁热享用。

材料（花生酱）

有机无盐花生酱 1/2杯

酱油 1茶匙

糙米醋 1茶匙

新鲜生姜汁 1/2茶匙

大蒜 1瓣

糙米糖浆 1/4杯

温水 1/4~1/2杯

将花生酱的所有材料放入料理机，高速搅打至顺滑，如果需要更稀，可再添加一点水。转移到酱料挤压壶中，静置片刻，使风味得以融合。

材料（脆皮芝麻天贝）

天贝 200克

酱油 2汤匙

辣酱 2茶匙（可选）

大蒜 2瓣

新鲜生姜汁 1汤匙

柠檬 1个

糙米糖浆 1汤匙

白芝麻 1/4杯

装饰

樱桃萝卜

大蒜切末，柠檬榨汁，烤箱预热至190℃。将天贝切成1厘米厚的片，放在玻璃容器里。在一个小碗中，混合酱油、辣酱、大蒜、姜汁、柠檬汁和糙米糖浆。搅拌后倒在天贝上。将玻璃容器密封冷藏30分钟。

将芝麻倒入平盘中。取出天贝。将每片天贝的各面都沾上芝麻，放在铺有烘焙纸的烤盘上。烘烤10分钟，翻转，另一面也烘烤10分钟，直到金黄酥脆。

碗中铺上小米饭和蒸蔬菜，再摆上脆皮芝麻天贝，装饰一些柠檬海藻沙拉（见第169页），淋上美味的花生酱，用切片的樱桃萝卜装饰即可。

Tips

把它做成午餐便当，第二天吃凉的一样美味。可与新鲜沙拉、黄瓜和素蛋黄酱一起做成三明治。

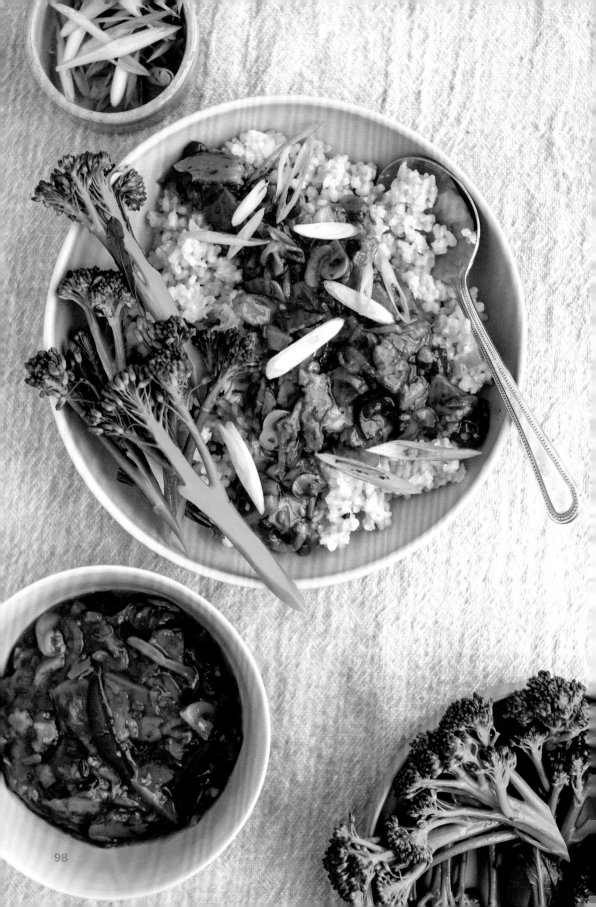

蔬菜面筋碗（4~6人份）

面筋是比较有名的肉类替代食物，它基于小麦蛋白制成，其结构也类似于肉类。面筋的制作过程比较天然，没有化学添加剂。

面筋是通过将麸质蛋白（小麦蛋白）浸在富含矿物质的酱油和姜汁中煮沸制成的。用这种方式处理的面筋矿物质含量很高，从而能提高蛋白质的消化率。面筋的膳食纤维含量高、热量低、易于消化，并且不含胆固醇或饱和脂肪酸，适合搭配米饭、荞麦面或乌冬面。如果买不到面筋，可用腌制的豆腐片或天贝代替。

材料

煮熟的短粒糙米 4杯（见第89页）

西蓝花 1个

装饰

大葱薄片 适量

面筋

第一步

面筋块 200克

苹果汁 1/2杯

酱油 1汤匙

水 1/2杯

葛根粉 2汤匙

新鲜生姜汁 1茶匙

乌梅调味粉 少量

糙米糖浆 2茶匙

第二步

大蒜 1瓣

红洋葱 1个

红甜椒薄片 1杯

黄甜椒薄片 1杯

新鲜香菇（或双孢菇）薄片 1杯

新鲜香菜碎 1/4杯

第一步

将面筋块切细条，将除面筋条外的其他材料混合制成酱汁。加热一个厚底锅，将面筋条与酱汁一起翻炒。盖上锅盖并用小火煮15分钟，如果锅干了，再加一点水。

第二步

大蒜切末，红洋葱切片。锅中加入大蒜、红洋葱、红甜椒、黄甜椒和香菇，再煮10分钟。搅拌入香菜碎。

将少量水烧开，将西蓝花放在蒸笼中蒸四五分钟直到变成鲜亮的绿色。将面筋炒蔬菜放在盛有糙米饭的碗中，配上蒸好的西蓝花，用大葱作为装饰即可。

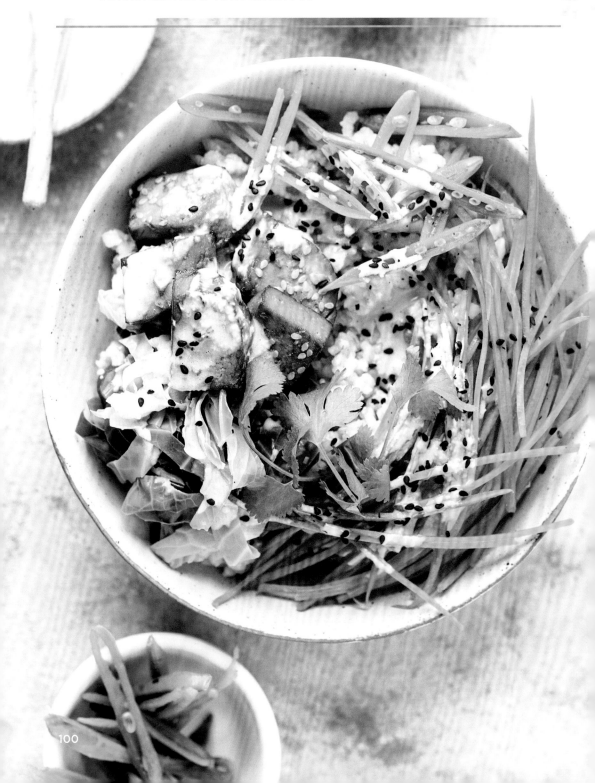

柠檬焗豆腐糙米碗（4~6人份）

这是一款非常百搭的食谱，适合三明治、沙拉和一碗食，这款柠檬焗豆腐糙米碗富含植物蛋白、膳食纤维、维生素和矿物质，味道鲜美。它由腌制的豆腐、新鲜的胡萝卜、酥脆的四季豆、耐嚼的糙米、香脆的黑芝麻和奶油酱汁组成，层次分明的口感和风味，你一定会喜欢上这种美妙绝伦的感觉。

材料

糙米饭

煮熟的糙米 4杯
（见第89页）

焗豆腐

有机豆腐 250克
大蒜 3瓣
酱油 2汤匙
味醂 2汤匙
柠檬汁 1汤匙
新鲜生姜汁 1汤匙

意大利黑醋 2汤匙
糙米糖浆 1汤匙
辣酱 1茶匙（可选）
水 1/2杯
黑芝麻 1汤匙

摆盘

柠檬酸橙芝麻酱（见第185页）
黑芝麻 适量
焯水的胡萝卜和荷兰豆 适量
新鲜香菜 适量

制作焗豆腐。将除了豆腐以外的所有食材混合在一起制成腌料，放置待用。用一块干净的厨房纸巾将豆腐块包裹起来，放在盘子上，再用另一个盘子压住，放一个重物压在盘子上，放置1小时，把豆腐里的水挤出来。将豆腐切成约1厘米见方的小块，放入容器中，倒入腌料。摇匀使所有豆腐沾上腌料，盖上盖子并冷藏过夜。

将烤箱预热至170℃。在烤盘上铺烘焙纸，并将豆腐摆开放在烤盘中。烘烤8~10分钟，然后将豆腐翻转，将另一面烘烤5分钟，直到变成金黄色。

将胡萝卜和荷兰豆在滚水中煮1分钟。然后关火，用冷水冲洗并沥干。

将米饭分成4~6碗。撒上焗豆腐，淋上柠檬酸橙芝麻酱。再放上胡萝卜、荷兰豆、黑芝麻和香菜即可。

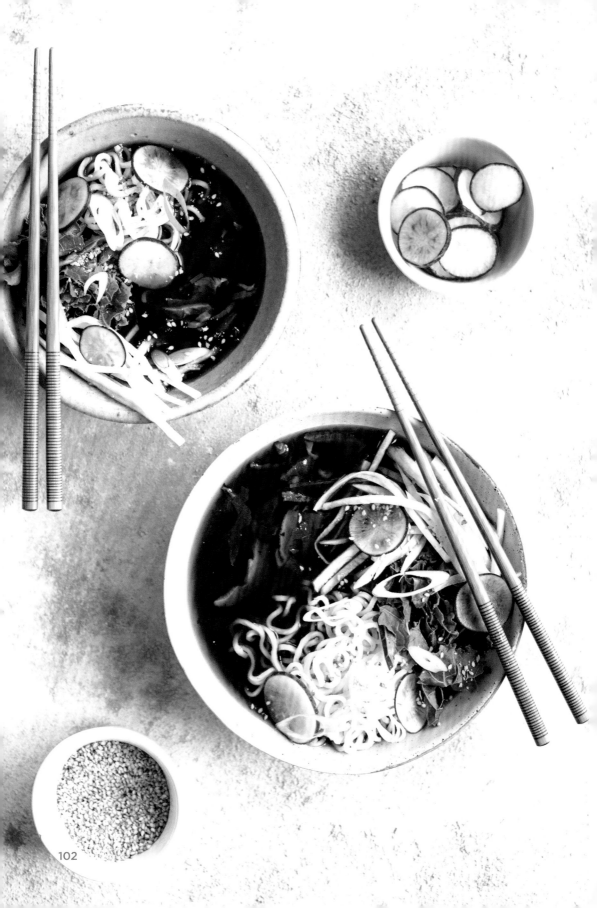

拉面碗配新鲜萝卜和绿叶菜（4~6人份）

拉面是经典的日本料理。它将面条放在高汤里，通常用酱油或味醂调味，并使用海苔和葱等作为装饰。这是一道令人回味且满足的日本料理，由浓郁的鲜味醇汤、有嚼劲的面条和各种食物组成。这款拉面是按照我对自然平衡饮食的理解而创造的，清爽的口感、令人耳目一新的风味、浓郁的鲜汤达到了完美的平衡。

材料

有机拉面 250克

大蒜 5瓣

生姜 2厘米

辣椒 1个（可选）

长12厘米的海带 1块

大葱薄片 1杯

干香菇 3朵

姜黄粉 1茶匙

黑蒜 4瓣

新鲜香菇薄片 1杯

酱油 1汤匙

味醂 1/2汤匙

干裙带菜 1/4杯

豆腐 300克

水 8杯

装饰

大葱薄片 适量

白萝卜 1个

新鲜绿叶菜 适量

樱桃萝卜薄片 适量

熟白芝麻 适量

按照包装上的说明煮好拉面。

大蒜切碎，生姜、黑蒜切片，大蒜切末，辣椒去籽后切片，豆腐切小块，白萝卜切丝。在汤锅中，将8杯水与大蒜、生姜、辣椒、海带、葱、干香菇和姜黄粉混合。浸泡至少1小时（我喜欢浸泡一夜以产生更深层次的风味鲜汤）。然后用中大火煮沸。转小火，将锅盖半掩再煮30分钟。关火，盖上锅盖，让味道更加融合，同时炒香菇。

在平底锅中，加热少量水，加入黑蒜和新鲜蘑菇薄片，翻炒七八分钟，直到香菇释放的所有水分蒸发为止。加入酱油和味醂，再焖2分钟，至所有的液体被吸收。关火并放在一旁。将之前煮好的高汤过滤，倒回汤锅中，用中火加热。仅保留香菇，其余食材可以丢弃不用。

将浸泡好的香菇切薄片，然后加回到高汤中。再将炒好的香菇加入汤锅中，并用小火煮3~5分钟。放入裙带菜和豆腐块，搅拌5分钟。品尝味道并用酱油调味（如有需要）。上盘时点缀大葱薄片、白萝卜丝、新鲜的绿叶菜和红色的樱桃萝卜薄片。撒些白芝麻。吃不完的食物存放在冰箱中冷藏最多可保存3天。

在很多农业社会中，谷物被认为是众神赐予的礼物。这也反映出谷物是我们生存最重要的食物。通过以谷物为基础的饮食，土地将获得最高效的生产能力，并可以养活更多的人。当人们考虑到食品健康、环境和可持续性问题时，谷物的表现总是最好的。它们实际上是"挽救生命"的作物。谷物易于储存并可以全年食用的事实也是一个重要因素。美洲当地文化崇尚以玉米为主食，亚洲文化的则是水稻，非洲是小米。它们是"上天给我们的日常面包"。

对于那些不食用动物食品的人来说，经常被提到的一个问题就是维生素B_{12}。这是一个奇怪的问题，因为我们认为是动物制造了我们需要的维生素B_{12}，但这不是事实。维生素B_{12}由细菌制成。动物通过食用生的和未经加工的植物，甚至来自溪流的水来吸收维生素B_{12}，它们肠内都有产生维生素B_{12}的细菌，人类也是如此。问题在于人类产生维生素B_{12}的部位不能被有效吸收，许多保健食品都富含维生素B_{12}，例如营养酵母粉，或者你可以补充由细菌制成的补充剂。要满足人体基本要求，只需要很少的量即可。

维生素D的最佳来源是阳光。维生素D是脂溶性维生素，它有助于骨骼吸收钙质，使骨骼变得更加强壮。如果缺乏维生素D将会导致佝偻病和骨质软化症（骨骼变软）。我们暴露于阳光下（紫外线）时，皮肤会合成维生素D。每天散步或坐在阳光下1个小时左右，晒到部分裸露的皮肤通常就足够了。许多人从杏仁或米奶等营养丰富的食物获取维生素D。蘑菇是少数几种维生素D的食物来源之一，任何种类的蘑菇都可以提供维生素D。野生蘑菇含有较高水平的维生素D，但人工栽培的蘑菇几乎都是在黑暗中生长，因此含量不高。但是，如果你将它们放在阳光下几个小时（不要放在玻璃后面，因为玻璃会阻挡紫外线），它们的维生素D含量会急剧上升，我最喜欢的香菇用这个技巧特别有效。只需将新鲜蘑菇蒂部朝上放在露天的阳光下即可（当然无论吃多少蘑菇，你都仍然需要晒太阳）。

环球融合菜

　　来自27个不同国家和地区的学生参加过我们的自然平衡饮食健康课程。在评估实践的环节中，每个学生都要根据自己的国家或地域文化演示一道菜。这个演示课也是对他们获得认证的一个考核。他们都认同的一点就是每个人都可以像他们一样继续享受富有自己文化特色的菜肴，如咖喱或其他健康的疗愈食物。我相信无论你身在何处，都能找到很多诱人的食谱来激发你的灵感。请记住，快手菜、一碗食和配菜中出现的许多食谱也可以变身为主角。

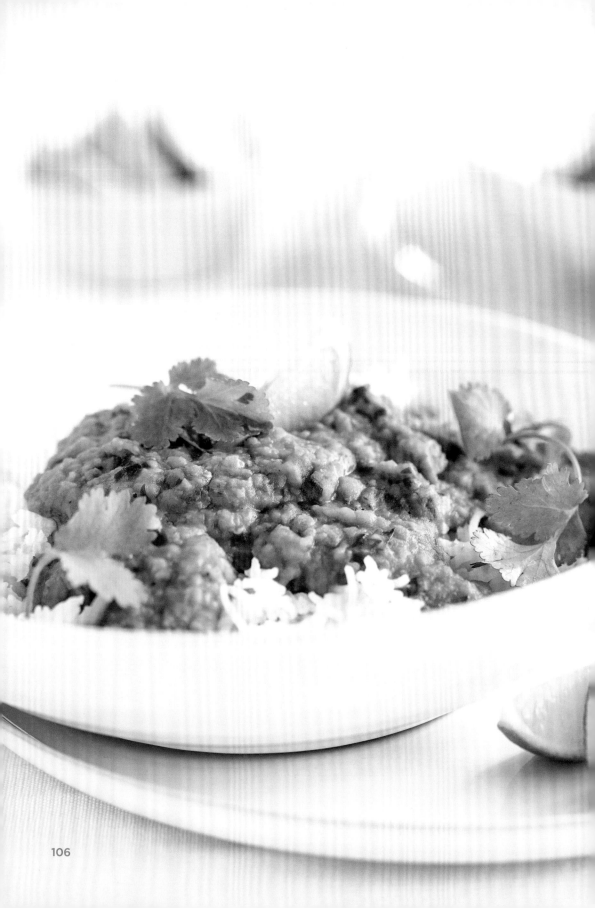

红小扁豆咖喱（4~6人份）

这道富含南印度风味的暖身咖喱，用芳香的鲜姜、小茴香和香菜调味。添加了有机椰浆，使它的口感变得更顺滑和甜美。搭配白色或棕色印度大米一起食用，令这道菜更加赏心悦目。

材料

小葱 3根	姜黄粉 1/2茶匙	西葫芦 2个
新鲜生姜泥 1汤匙	海盐 1小撮	酱油 2汤匙
大蒜 2瓣	鲜味高汤粉 1袋	新鲜香菜 适量
孜然 1茶匙	温水 2杯	青柠片 适量
咖喱粉 1茶匙	红小扁豆 1½杯	
香菜碎 1/2茶匙	有机椰浆 1杯	

小葱、大蒜切碎，西葫芦切成1厘米见方的小块。将高汤粉溶解在2杯温水中。在厚底锅中加热少许水，放入葱、姜和大蒜，翻炒5分钟。加入孜然、咖喱粉、香菜碎、姜黄粉和海盐，搅拌均匀。放入高汤、红小扁豆和椰浆，小火煮10分钟，不时地搅拌。最后放入西葫芦和酱油，盖上锅盖，煮至西葫芦和红小扁豆变软。可以加更多的水以达到所需的稠度。品尝并调味，用香菜和青柠片点缀即可。

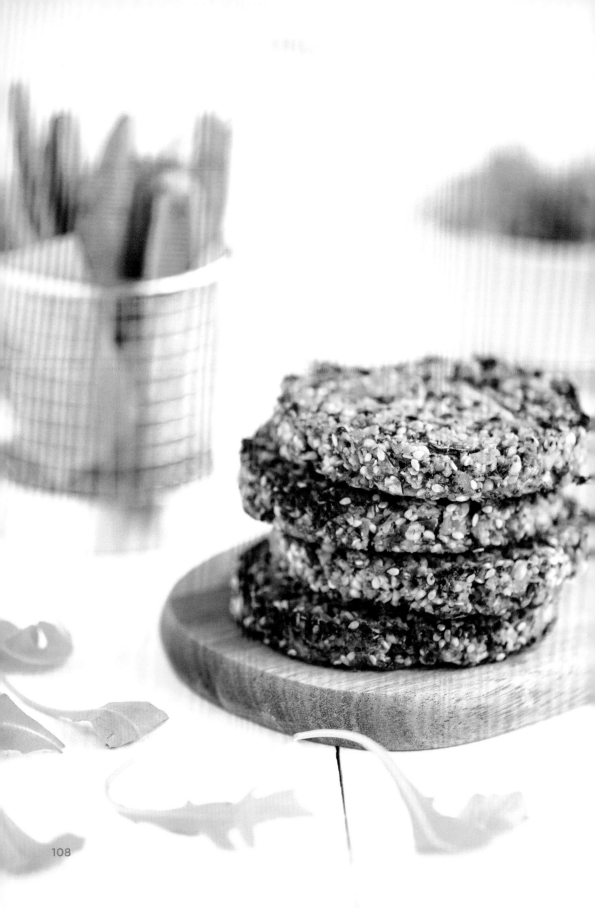

杏仁绿豆汉堡配红薯条（可制作24个汉堡）

绿豆是和豌豆及小扁豆属同一家族的小型绿色豆类，是蛋白质、膳食纤维、抗氧化剂等植物营养素的重要来源。绿豆可以快速发芽成厚而白的脆嫩芽苗，是一种广受欢迎的豆芽来源。除了制作绿豆汤和一年365天都可以发芽之外，我还用它们来制作汉堡。这是你可以在家中创造的最经济的食谱之一。

材料（杏仁绿豆汉堡）

绿豆 2杯	甜椒粉 1茶匙	糙米饭 1杯
长5厘米的海带 1块	蒜末 1/2茶匙	芝麻 1/2杯
大蒜 3瓣	鲜味高汤粉 1袋	胡萝卜 3个
红洋葱 2个	热水 2汤匙	西葫芦 1个
混合香草 1汤匙	杏仁粉 1杯	烤红甜椒丁 1/2杯
洋葱粉 1茶匙		

可选配料

- 无油蛋黄酱（见第188页）
- 浓缩意大利黑醋

将绿豆和海带浸泡在水中过夜。第二天冲洗干净并再次浸泡一夜。冲洗并沥干，豆子将膨胀并开始发芽，就可以使用了。用海带浸泡豆类可以进一步激活有助于消化的酶（所有豆类都是如此）。红洋葱、胡萝卜、西葫芦切丁，高汤粉溶解在2汤匙热水中。将烤箱预热至200℃，将绿豆、大蒜、红洋葱、混合香草、洋葱粉、甜椒粉、蒜末和高汤混合放入食物料理机中。用脉冲（pulse）模式搅拌，直到混合物看起来有颗粒感但不顺滑。将混合物转移到一个大碗中，然后加入杏仁粉、糙米饭和芝麻。放入胡萝卜丁、西葫芦丁和烤红甜椒丁。如果混合物太湿，则再添加一些杏仁粉即可。

混合的汉堡饼在烘烤过程中会变干，烤之前要保持一定的温润程度。取出1汤匙面糊做成圆汉堡饼的形状，可以用手或汉堡模具制作。将汉堡饼放在铺有烘焙纸的烤盘上。烘烤20~25分钟，15分钟后翻转，烤另外一面。外面酥脆可口，里面柔软多汁。可搭配纯素蛋黄酱或浓缩意大利黑醋一起食用。

材料（红薯条）

红薯 适量

海盐 适量

干的百里香或迷迭香 适量

将红薯去皮，切去头部和尾部，以使两端变平，然后将它们切成相等大小的条。红薯比土豆容易煮熟，所以我把它们切成2厘米厚的条，不容易烤煳。将红薯条放入一个大碗中，撒上一些海盐和香草，用双手混合按摩红薯条。然后放在铺有烘焙纸的烤盘上，上面再盖1张烘焙纸，放入烤箱中，不用预热，可以使糖缓慢释放。在200℃下烘烤25分钟。取下烘焙纸，翻过来再烘烤10分钟（此时不用再覆盖烘焙纸）。我经常在此阶段将一两杯水倒入烤盘中，这样烤红薯条就不会变干。这是我最喜欢的小吃之一，无论冷热，我都喜欢。

为了获得完美的酥脆口感，可以将其切成5毫米或更薄的圆片。使用切片器可以更快速地完成此操作。它们所需的烘烤时间更短，每面大约只要10分钟就能烤熟，冷却后即变得酥脆可口。

传统自然平衡饮食风格餐盘（4~6人份）

我喜欢这种以谷物、豆类以及大量时令蔬菜为主的饮食方式。俗话说，多样性是生活的调味品。而且，种类繁多的豆类和谷物提供了太多的选择和多变性，你可以在这三种食物类别中创造出惊艳的早餐、午餐和晚餐。

图片（第112页）中的餐盘用到了以下食材：短粒糙米饭，甜腰豆，柠檬海藻沙拉（见第169页），樱桃萝卜片，焯绿叶菜、胡萝卜和荷兰豆，蒜姜炒青菜，柠檬酸橙芝麻酱（见第185页）。

材料（短粒糙米饭）

短粒糙米 2杯
水 4杯
海盐 1小撮

用滤网清洗2杯短粒糙米并沥干，用4杯水浸泡至少1小时，最好过夜。放到高压锅中，加少许海盐。大火烧开达到最大压力，在压力锅下面放一个隔热板，然后小火煮25分钟。压力在20分钟左右自然释放即可。

材料（甜腰豆）

熟腰豆 2杯（见下方）
洋葱 1个
红、黄甜椒丁 1½杯

西芹 2根
海盐 1小撮
大蒜 3瓣
香叶 2片
干百里香 1茶匙
高汤 4杯

洋葱切碎，西芹切丁，大蒜切末。在厚底锅中加热少许水或高汤，倒入洋葱、甜椒、西芹和海盐。不断翻炒6~8分钟，直到洋葱和西芹变成半透明，并且甜椒变软。加入大蒜，再煮一两分钟，不停地翻拌。将香叶、百里香、高汤和腰豆加入锅中，煮至沸腾。不断搅拌并煮6~8分钟。转小火，盖上锅盖焖煮10~15分钟。

熟腰豆

材料 干腰豆 1杯
长5厘米的海带 1片

将干腰豆浸泡在水中，盖上盖子浸泡一夜，冲洗干净后将豆子和海带一起放入高压锅中。加水至腰豆上方约2厘米处，用高压煮30分钟。关火后让压力慢慢释放。

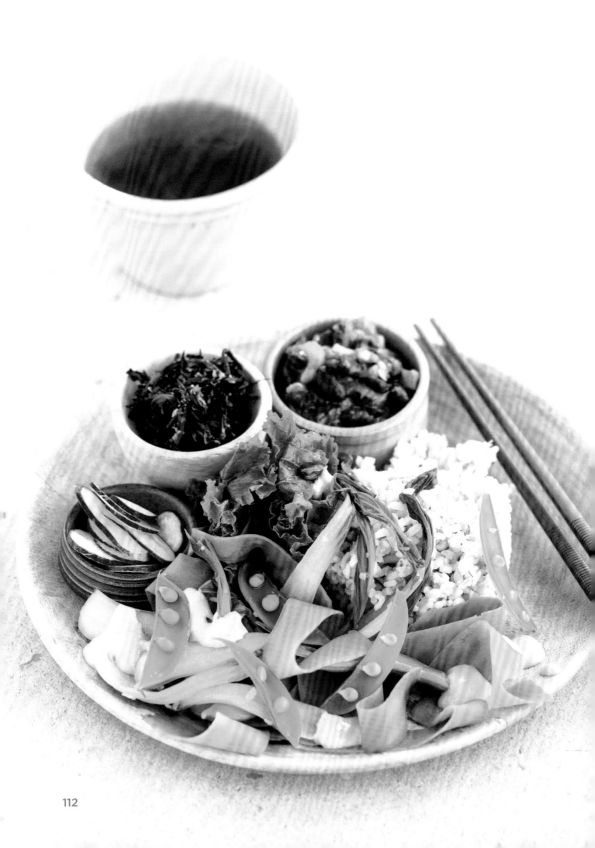

材料（焯绿叶菜、胡萝卜和荷兰豆）

胡萝卜片 1杯

羽衣甘蓝 1小把

荷兰豆 1小把

将一锅水烧开。羽衣甘蓝去掉茎部，将叶子撕成小片。将胡萝卜、羽衣甘蓝和荷兰豆放在水中煮一两分钟。在冷水下冲洗并沥干。放置待用。

材料（蒜姜炒青菜）

大蒜 2瓣

新鲜生姜末 1汤匙

青菜 1把

高汤（或水）1/4杯

酱油 1茶匙

烤芝麻 适量

将青菜茎切成1厘米的段，叶子尽量保持完整，如果叶子很大可以切成两半。大蒜切末。在大锅中用中火加热一两杯水，然后加入生姜、大蒜以及青菜茎。搅拌煮几分钟。加入几汤匙高汤或水，煮软。

加入青菜叶子。叶子熟得很快，用食物夹搅动菜叶几分钟，可以再加一点高汤（或水）、酱油搅拌均匀。将青菜煮到变软，并且颜色变得鲜亮。千万不要煮得太烂。关火后撒一些芝麻即可。

装盘

根据我的图片进行摆盘，或者按照自己的想法进行设计。

Tips

你可以利用平时做饭剩余的米饭和炖豆子、花生酱等组合这个类似的餐盘，只需要煮一点新鲜蔬菜即可。

对于大多数居住在四季分明地区的人来说，冬季是一个挑战，主要的挑战就是保暖。我们的生物钟也想在冬天放慢脚步，得到更多的休息甚至更多的睡眠。冬季是心脏病发作高峰期，季节性情感障碍也有所增加，特别是在日照少的地区，寒冷加上缺乏阳光会导致焦虑和沮丧。在中医中，每年的这个时候被视为保养肾脏极为重要的季节。吃炖煮的食物，尤其是豆类是很有营养的。让我们的下背部保持温暖也是一个好主意。食用海藻以确保足够的微量元素和矿物质摄入也很有帮助。

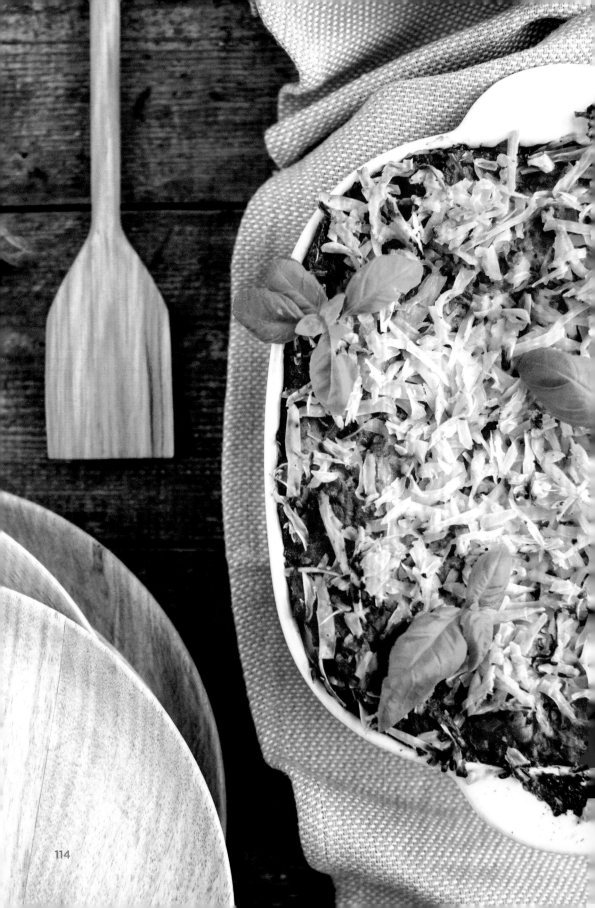

千层面（6人份）

这将是你能在家制作的最好吃的纯素千层面！我使用的是不需要预煮的糙米有机宽千层面。这种健康的素食千层面用料丰盛，填满了各种蔬菜馅料！浓郁的番茄酱加上蘑菇和菠菜，为你带来极致的美味和享受。

材料

酱汁

玛琳的自制番茄酱（见第186页）4杯

蔬菜馅

嫩豆腐 1块	新鲜双孢菇薄片 3杯	牛至叶 1茶匙
姜黄粉 1/2茶匙	海盐 1小撮	罗勒 1茶匙
青梅酱 1茶匙	洋葱丁 1/2茶匙	菠菜 3杯
大蒜 3瓣	酱油 2汤匙	营养酵母粉 2汤匙
大葱薄片 1杯	西葫芦薄片 2杯	意大利黑醋 适量

撒料

纯素帕玛森芝士（见第116页）或坚果芝士粉

将烤箱预热至180℃。将豆腐挤压掉多余的水分，捏碎，放在碗里，加入姜黄粉和青梅酱混合好，放置待用。将西葫芦薄片放在铺有烘焙纸的烤盘上，撒一些海盐，淋上一点意大利黑醋，烤20分钟，中途记得翻面。取出放在一边冷却。

大蒜切末。在厚底炒锅中加热少许水，加入大蒜、葱、双孢菇、海盐、洋葱和酱油，中火翻炒5分钟，搅拌后盖好盖子。加一点水以防止变干。加入牛至叶、罗勒和菠菜，盖上盖子，继续煮几分钟，直到菠菜变软。关火，如有需要，可用一些黑胡椒粉调味。撒入营养酵母粉。将炒好的蔬菜倒入到盛有豆腐的碗中，搅拌均匀。加入烤西葫芦片。

纯素帕玛森芝士

材料 杏仁粉 1/2杯　营养酵母粉 1/2杯
洋葱粉 1小撮　海盐 1小撮

将所有食材放入小瓶中，充分摇晃均匀，然后放在冰箱中冷藏保存。

组装

在盘子里铺一层番茄酱，然后按照一层千层面、一层番茄酱和蔬菜馅的顺序依次铺满，在最后一层千层面上铺一层番茄酱，然后撒纯素帕马森芝士。

盖紧盖子。在180℃下烘烤25分钟。取下盖子，再烘烤20分钟。放置冷却10分钟。吃不完的可以冷冻保存。

Tips

1. 可通过变换不同的蔬菜或加入一些碎天贝来改变口味，只需将天贝和蔬菜一起翻炒即可。

2. 也可购买现成的有机番茄酱或青酱来替代玛琳的自制番茄酱。

市场上的许多"纯素选择"都充满了化学添加剂和过量的盐，它们通常被吹捧为蛋白质丰富，但是却包含了TSP（即大豆组织蛋白）、过多的糖和盐，从长远来看很不经济。吃植物性纯素饮食并不意味着要以加工食品、糖果或含糖饮料为生，最好的健康选择是吃"天然食物"。玉米棒上的玉米与玉米片完全不同；土豆是完整的食物，但薯片不是。现成的纯素食品正变得越来越容易得到，并且食用起来很方便，有时会在你赶时间时有所帮助。食用前请仔细阅读配料表，为了从食物中获得最大收益，配料表越简单越好。偶尔吃些人造肉和汉堡可能会节省一些时间，但这并不是健康饮食的最佳解决方案。

酸面团比萨（4个）

酸面团比萨饼皮能让比萨的口感更胜一筹。酸面团制成的饼皮比一般的略微膨松和有嚼劲。比尔已经掌握了我至今品尝过的最佳口感比萨饼的做法。我们时不时地都想吃这款比萨，当朋友过来时，最好玩的就是让他们自己搭配变换每个比萨的配料，或做4个相同的比萨，便成了"比萨秀晚餐"。我们会使用切片蘑菇、红洋葱、切成薄片的烤洋蓟心和黑橄榄。烘烤后，我再点缀一些新鲜的芝麻菜和罗勒。

你可以通过面包店或网店购买酸面团的酵种，它能让酸面团比萨的口感更酥脆。

这个食谱有4个步骤，只需约45分钟即可准备好面团，然后制作和烘烤比萨。

材料

玛琳的自制番茄酱（见第186页）

纯素帕马森芝士（见第116页）

起始酵种面团

- 酸酵头 250克
- 水 310克
- 未漂白小麦粉 340克

主面团

- 海盐 1/2汤匙
- 未漂白小麦粉 330克

制作起始酵种面团

将酸酵头倒入大碗中，加水和小麦粉，用木勺轻轻混合。用粗棉布或洗碗巾盖住碗。将碗放在通风良好的地方静置6～12小时。在起始发酵之后，你将得到一块海绵气泡状的面团（泡沫状混合物，顶部带有气泡，气泡表明面团是有活力的）。

让主面团充分发酵

起始酵种面团和小麦粉、海盐一起放入大碗中，用木勺混合，静置几分钟。继续用勺子搅拌，直到面团开始聚集在一起。将面团倒在干净的面板上，揉搓5分钟。如果面团黏手，则再加一点面粉，如果太干则加几滴水。揉好面团时，面团不应黏在手上。

将面团分为4等份。将它们放入碗中，但每个面团之间留有足够的空间。用粗棉布或干净的毛巾盖住，面团静置约6个小时，直到面团体积变为原来的2倍，可以看到面团的皮有点干燥或顶部有点破裂。

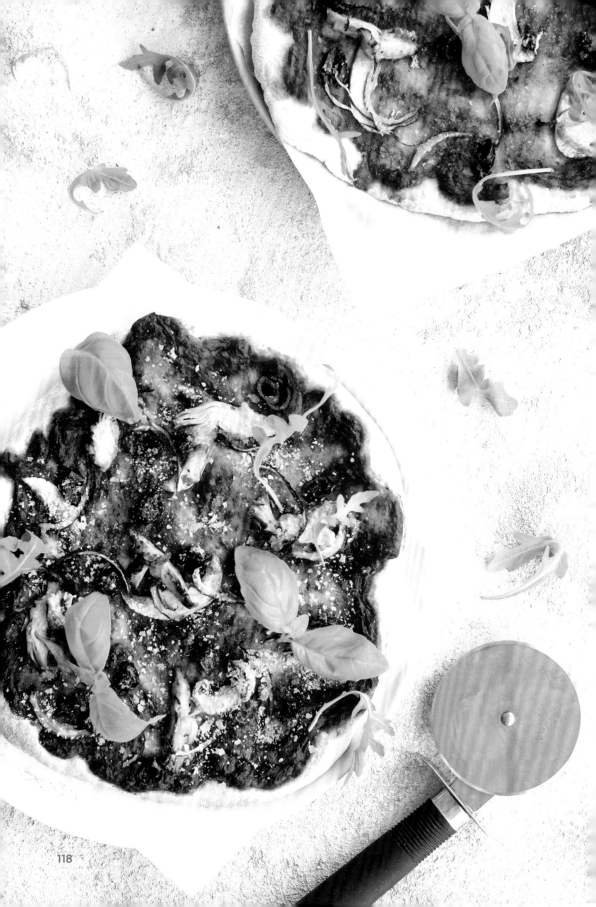

将面团整形，加酱汁和配料

将比萨石或比萨盘放入烤箱预热至220℃，我用的是比萨石，效果很好。

加热至少10分钟。将烘焙纸放在平坦的比萨石上，撒上面粉保证面团不粘。轻轻地拿起一个面团，并将其滚成球形，然后放在撒有面粉的烘焙纸上。压平，将手放在面团上，并从中心向外推，开始拉伸面团，以形成圆盘形。继续轻轻拉伸，同时注意不要将其拉伸得太薄或出现孔洞。

用叉子在比萨面团上扎孔。将番茄酱涂在比萨上，边缘不涂。使用马琳的自制番茄酱或市售番茄酱皆可。注意不要放太多调味酱，否则比萨饼会变得很湿。在顶部撒上纯素帕马森芝士。

然后继续加入其他配料，不要加太多，以免影响口感。

烘烤比萨

将准备好的比萨饼静置5~10分钟，然后放入烤箱，烘烤约10分钟，或者直到边缘变成金黄色，并且馅料看起来已经烤熟。将其从烤箱中取出，静置几分钟，然后切分即可。

Tips

制作起始面团时，可以用不同的面粉混合。我制作这款比萨饼的面粉是将一半的未漂白面包粉和一半的普通面粉混合在一起。

你需要在两个阶段添加面粉：起始阶段和主面团发酵阶段。在主面团发酵阶段，你最多可以将面团在冰箱中放置5天。但是，请小心地盖好它，以免变干和变硬。

生物学家巴瑞·科蒙纳（Barry Commoner）指出："天下没有免费的午餐。"无论我们对地球母亲做了什么而破坏了我们之间的和谐，都必须为此付出代价。这就是因果定律。当我们对环境问题处理不善时，会造成经济混乱和疾病发生。想想人畜共患的病毒，它导致的疾病通常始于一个物种，然后再扩散到另一个物种。在近代史中，农场动物不卫生、不健康的状况导致并加剧了这些疾病的发生。

很多健康专家表示担忧，如果这种疾病持续增多则会威胁到全人类未来的健康。源于动物并传染给人类的疾病包括禽流感、猪流感、埃博拉病毒、疯牛病和艾滋病等。以动物为食来满足我们的口腹之欲是一种道德悲剧，并且会对我们造成致命的威胁。

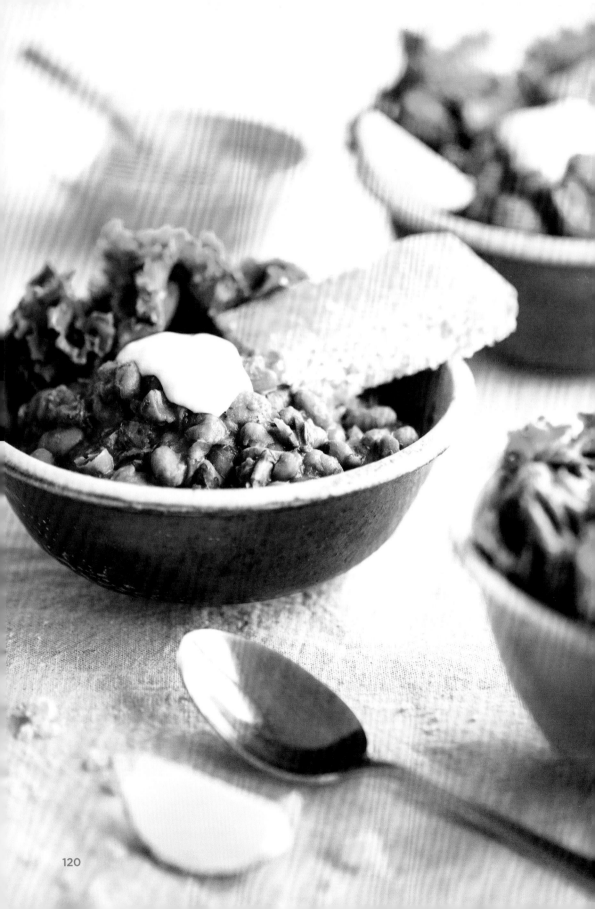

炖豆子配绿色蔬菜和玉米面包（4~6人份）

"炖豆汤"在美国南部很常见，通常搭配玉米面包和绿色蔬菜（例如煮圆白菜、菜花或酸菜）。炖豆汤通常被当作主食，但也可以作为配菜。在食物稀少的农村地区，这些干豆是冬季的主食。我通常会用高压锅一次性炖很多豆子，然后放到冰箱里冷冻保存。在我需要用到它们的时候提前一晚从冰箱取出即可，建议你也养成这样的习惯。

材料（玉米面包）

玉米粉 1杯

豆浆 1杯

普通面粉（可换为无麸质面粉）1/2杯

杏仁粉 1/2杯

枫糖浆 1/4杯

泡打粉 2茶匙

海盐 1/4茶匙

将烤箱预热至180℃。在一个碗里，将所有干性食材混合；再用另外一个碗混合所有液体食材。将两者混合在一起（不要过度搅拌）。倒入边长20厘米的方形烤盘中，烘烤约25分钟，或插入一根牙签，若拔出后是干净的就说明烤好了。

材料（绿色蔬菜）

新鲜绿色蔬菜（或羽衣甘蓝）1大把

浓缩意大利黑醋 适量

将蔬菜洗净，然后沿茎的每一侧将绿色的叶子与坚硬的茎分开。将叶子切或撕成小块，然后放入蒸笼中。将少量水烧开，把盛有蔬菜的蒸笼放在上面，盖好并蒸四五分钟。这些绿叶菜的颜色将变得非常鲜亮，然后变得更深。食用前淋上少许浓缩意大利黑醋。

Tips

绿色蔬菜富含叶绿素和矿物质（如钙等），可以增强骨骼，提高血液含氧量，将营养输入到身体各处。绿色蔬菜还给人带来轻盈和焕然一新的感觉。因为它们吸收了充足的阳光，感觉像是吃到了"阳光的味道"。

材料（炖豆汤）

熟斑豆 3杯（见下方）

洋葱 1个

大蒜 3瓣

海盐 1小撮

番茄干 1/2杯

鲜味高汤粉 1袋

温水 2杯

孜然粉、干大蒜粉、干牛至叶、香菜、
甜椒粉、肉桂粉 各1/4茶匙

酱油 1汤匙

新鲜香菜碎 1/2杯

洋葱切丁，大蒜切末，高汤粉溶解在2杯温水中。在一个大锅中，用中火加热少许水。加入洋葱、大蒜和少许海盐。翻炒三四分钟，或直到洋葱变软且透明。加入煮熟的斑豆、切碎的番茄干、高汤和调味料。大火烧开，然后盖上锅盖，小火煮20分钟。加入酱油和新鲜香菜碎即可。

材料（摆盘）

青柠片

酸奶油（见第179页）

苹果酱（见第191页）

可以搭配一些玉米面包、蔬菜、1大块酸奶油和1片新鲜的青柠，也可以在旁边挤一些苹果酱。

熟斑豆

材料 干斑豆 1杯
海带 1小块

将斑豆和海带放入大碗中，倒水，浸泡过夜。洗净沥干后，将豆子和海带放入高压锅中。注水至豆子上方约5厘米处。当压力达到最大时，转小火煮30分钟。让压力自然下降。

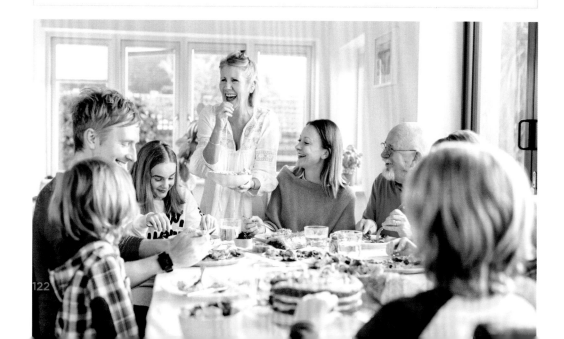

野米黑豆玉米馅饼（10个）

这是几十年来我一直在变着花样做的食谱。它既简单又美味，口感丰富，适合当午餐或晚餐。当有朋友来访时，我会在上面加一些牛油果酱（见第182页）和玉米片。

材料

米饭
- 红野米 1杯
- 水 2½杯
- 海盐 1小撮

蔬菜豆馅料
- 洋葱 1个
- 大蒜 5瓣
- 香菜碎 1茶匙
- 孜然粉 2茶匙
- 新鲜菠菜碎 2杯
- 熟黑豆 2杯（见第125页）
- 酱油 2汤匙
- 红薯泥 2杯

搭配食材
- 玉米饼 10片
- 莎莎酱（见第181页）
- 纯素帕玛森芝士（见第116页）
- 葱花 适量

煮米饭。冲洗红野米，然后放入大碗或锅中。加入足够的水覆盖，浸泡30分钟。洗净沥干后放入锅中，加2½杯水和1小撮海盐。大火煮沸，转小火，盖上盖子焖煮，直到米饭变软并煮熟（20～25分钟）。上菜前先用勺子拨开。

制作红薯泥。煮开一锅水，将红薯去皮后切大块，放入锅中，并加点盐。盖上锅盖煮15分钟，关火，倒掉水，将煮好的红薯捣成泥。烤箱预热至180℃。

制作蔬菜豆馅料。洋葱切丁，大蒜切末，熟黑豆搅拌成泥。在厚底锅里加热少许水，加入洋葱和大蒜，炒至洋葱变透明。加入香菜碎和孜然粉。煮约2分钟，不断搅拌，如果锅干了，可加一点水。再加入菠菜碎、黑豆泥、酱油和红薯泥，煮3～5分钟后从火上移开。

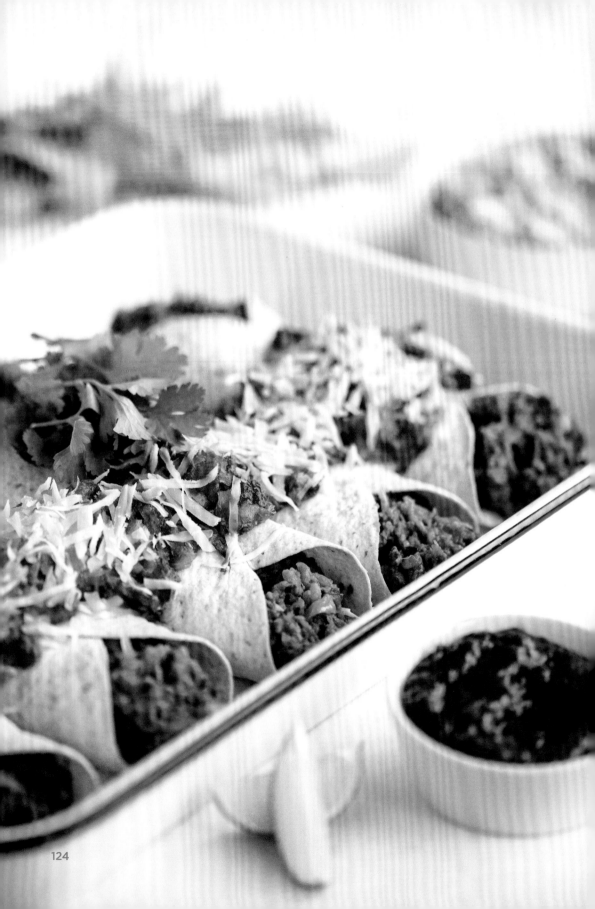

熟黑豆

材料 干黑豆 1杯
长5厘米的海带 1块

将干黑豆用 3 杯水浸泡过夜，冲洗干净并倒掉浸泡水。将黑豆、海带和足够的水放在一口大锅中，水面高出黑豆约 2 厘米。大火煮沸，撇去浮沫。将隔热板放在锅下，盖上锅盖，然后转中小火，煮约 45 分钟，或直到豆子变软为止。在烹饪过程中注意观察，必要时加点水以保证黑豆完全浸没在水中。

留出食谱需要用量的熟黑豆，其余的则分成小份冷冻保存。

组合

将1/4杯蔬菜豆馅料放在玉米饼的中央，上面铺一层米饭。

卷起来，然后用牙签插入玉米饼的中间，将其固定。转移到铺有烘焙纸的烤盘中。所有卷饼都组装好后，将莎莎酱倒在上面，并撒上纯素帕玛森芝士，盖住烘烤25分钟。上桌前，用葱花装饰即可。

Tips

如果时间紧张，也可购买罐装的有机黑豆。我一般总是多煮两三倍的黑豆，然后将剩余的部分放入冰箱冷冻保存。

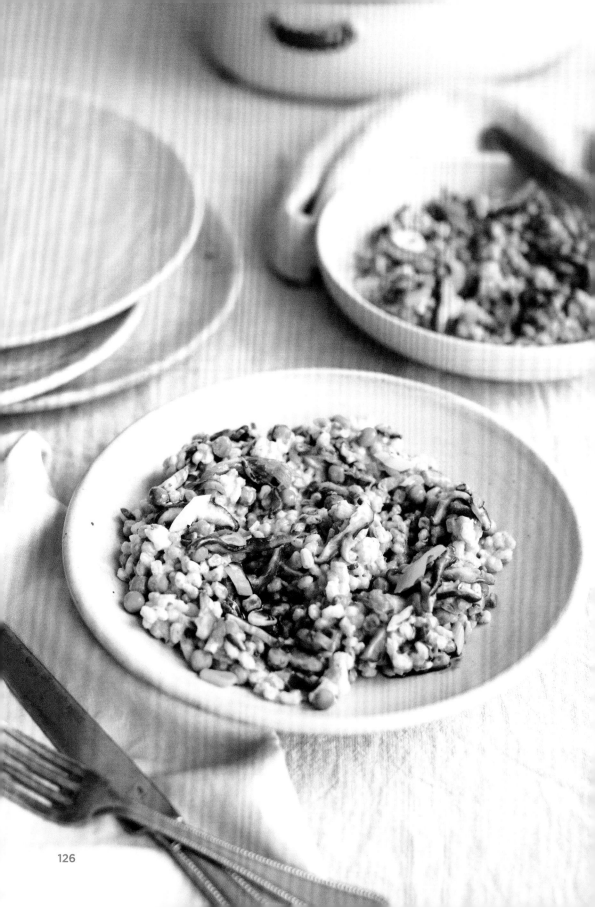

意式大麦米烩饭配香菇和白味噌（4~6人份）

如果你喜欢吃烩饭，那就一定要试试这款低脂版本的意式烩饭，它用大麦米替换传统的意大利烩饭米。大麦米比传统的烩饭米更实惠，味道也更香。

材料

有机大麦米 1杯 大葱薄片 2杯 白味噌 1汤匙

鲜味高汤粉 1袋 新鲜香菇薄片 2杯 营养酵母粉 2汤匙

热水 4杯 海盐 1小撮 意大利黑醋 适量

大蒜 4瓣 干意大利混合香料 1茶匙 葱花 适量

新鲜姜末 1茶匙 新鲜豌豆 1杯

将高汤粉溶解在4杯热水中备用。大蒜切末，在厚底锅中加热少许水。加入蒜末、姜末、大葱、香菇、海盐和干意大利混合香料。翻炒5分钟。加入大麦米和1杯高汤。慢慢煮开，然后盖上锅盖，转小火。随着汤汁被吸收，继续添加1杯高汤，直到高汤用完为止。大麦米煮熟后会变软涨大，大约需要30分钟。最后加入豌豆、白味噌和营养酵母粉。关火，静置两三分钟至冷却。趁热装盘，淋少许意大利黑醋，用葱花装饰即可。

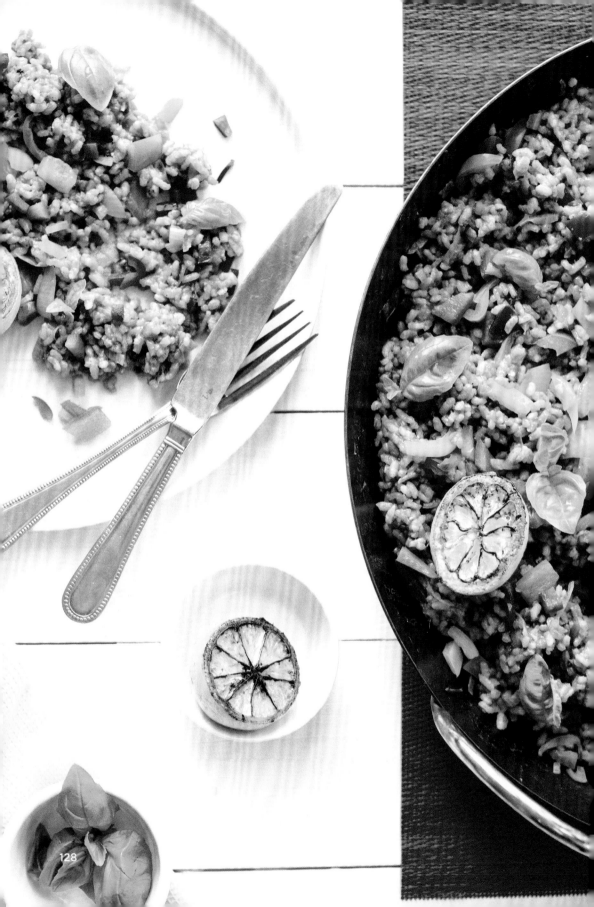

纯素西班牙海鲜饭（4~6人份）

食物对我们的身体、心理、情感和精神健康有着非常重要的影响。使用自然平衡的饮食方法有助于创造美味的均衡膳食。请享受我这个版本的经典西班牙海鲜饭吧。

材料

藏红花丝 1/2茶匙	番茄 2个	西班牙海鲜饭米 2杯
水 2杯	红、黄、绿甜椒 各1个	冷冻豌豆 1杯
大蒜 2瓣	鲜味高汤粉 1袋	柠檬汁 1汤匙
洋葱 1个	热水 2杯	柠檬块 适量
红葱头 2个	酱油 1汤匙	新鲜罗勒 适量

将藏红花丝浸泡在2杯水中，高汤粉溶解在2杯热水中，放置待用。大蒜切末，红葱头、番茄切丁，红、黄、绿甜椒去籽切丁。在一个大西班牙海鲜饭锅中，加热少许水，然后加入大蒜、洋葱、红葱头和番茄，小火翻炒至变软。加入三种颜色的甜椒，并倒入高汤。加入酱油，小火煮15分钟，直到蔬菜变软，必要时再加水。将西班牙海鲜饭米、藏红花和藏红花浸泡水一起加入锅中，如果不够可再多加点水。慢煮20~25分钟，直到米饭变软为止。加入豌豆和柠檬汁，搅拌均匀。静置5分钟。上桌前用柠檬块和新鲜罗勒装饰即可。

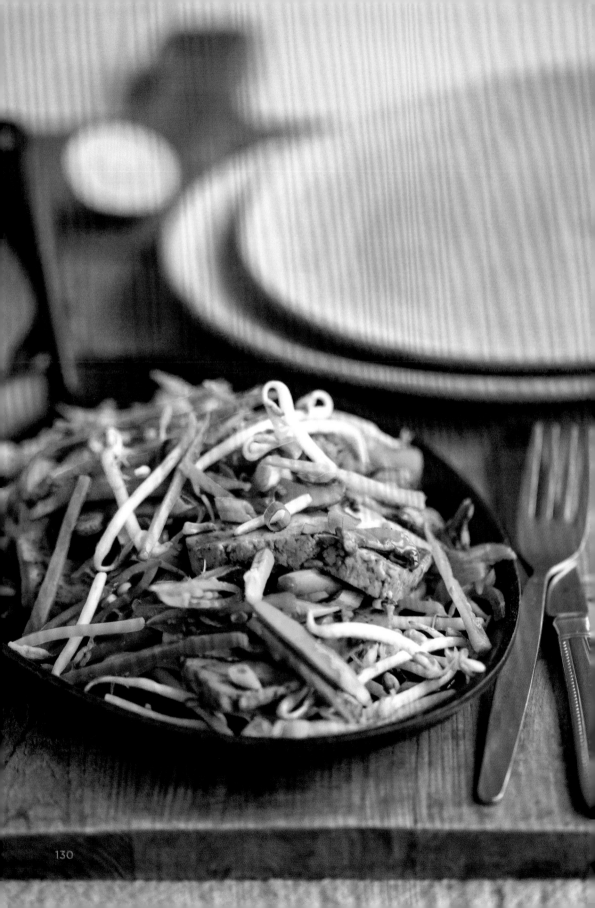

铁板呷呷豆腐（4人份）

这是一款非常容易烹饪的豆腐菜肴。我建议用硬一点的老豆腐制作，以获得最佳口感。它不仅可以当作主菜，也可以作为开胃菜或配菜。

材料

老豆腐 300克　　　　胡萝卜 1个　　　　　豆芽 1/2杯

姜味调味膏 1汤匙　　甜豌豆 2杯　　　　　糙米糖浆 1茶匙

大蒜 1瓣　　　　　　味酥 2汤匙　　　　　葱花 适量

红葱头 1个　　　　　酱油 2汤匙

红洋葱 1个　　　　　新鲜生姜汁 1汤匙

大蒜切末，红葱头、红洋葱切薄片，胡萝卜切细丝，豆腐切成相等厚度的8片。加热一个厚底锅，将大蒜、红葱头和红洋葱混合姜味调味膏一起翻炒，并加入一点水。再加入胡萝卜、甜豌豆和少许酱油，盖上锅盖煮两三分钟。盛出并放置待用。将豆腐片放入锅中，加入味酥、酱油和新鲜姜汁，并洒少许水。两面各煎5~7分钟。将铁板在炉火上加热5分钟，将豆芽加入到豆腐锅中，混合均匀。在烹饪的最后2分钟，淋入少许糙米糖浆。将炒过的蔬菜放到铁板上，在上面铺豆腐，撒少许葱花作为装饰即可。趁热与喜欢的面条、谷物和蔬菜一起食用。

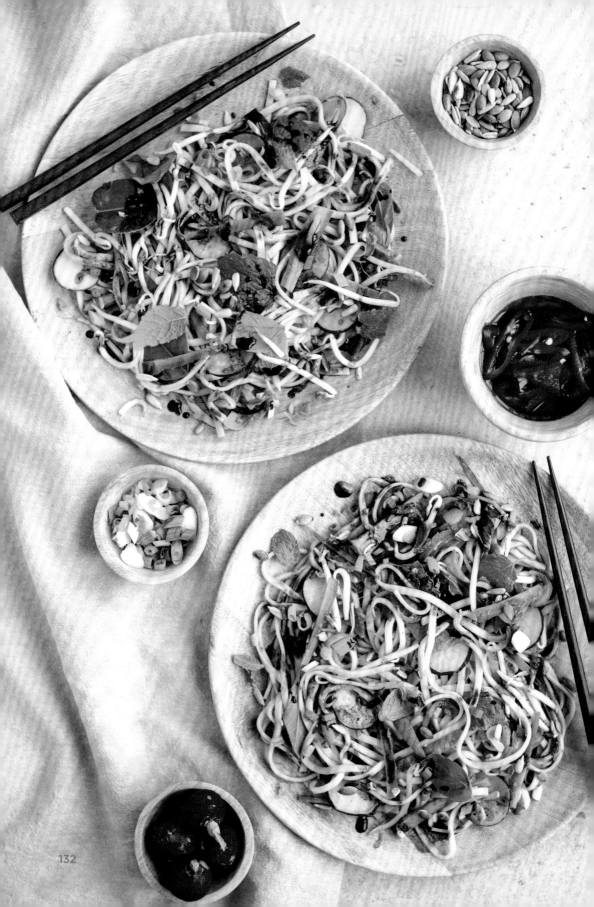

泰式蔬菜炒面配罗望子酱（4~6人份）

这款泰式炒面使用天然健康又营养的食材制成。罗望子吃起来有点像枣子，但甜度较低（酸度更高），有时也被称为印度枣，它也是伍斯特郡酱的主要成分。

材料

糙米或乌冬面 1袋

豆芽 1杯

大蒜 1瓣

红洋葱 1/2个

胡萝卜 1个

大葱薄片 1/2杯

新鲜薄荷碎 1/4杯

新鲜罗勒碎 1/4杯

海盐 少许

装饰

烤葵花子（或南瓜子）1/2杯

樱桃萝卜薄片 1/4杯

罗望子酱

罗望子膏 2汤匙

糙米醋 2汤匙

酱油 1½汤匙

味醂 1½汤匙

乌梅粉 1汤匙

新鲜生姜汁 1汤匙

枫糖浆 4汤匙

根据包装上的说明煮面条并放置待用。将制作罗望子酱的所有材料放入一口小锅中，烧开后转小火煮1分钟，离火，放置待用。大蒜切末，红洋葱切碎，胡萝卜切成火柴棒一样的条。在炒锅中加热少许水，然后将大蒜、洋葱、胡萝卜、大葱和少许海盐加入，翻炒三四分钟。加入煮好的面条、罗望子酱、豆芽和新鲜香草。充分搅拌并关火。在上面用樱桃萝卜薄片和葵花子装饰即可。

Tips

摆盘时可以多加一些新鲜香草、刚擦好的胡萝卜丝、豆芽、青柠、樱桃萝卜薄片和一些你喜爱的坚果。如果喜欢吃辣，可以搭配一点腌辣椒。具体做法为：将辣椒去籽，切成薄片，放入碗中，倒入1½茶匙青柠汁和1/2茶匙枫糖浆，放在一边腌制入味即可。

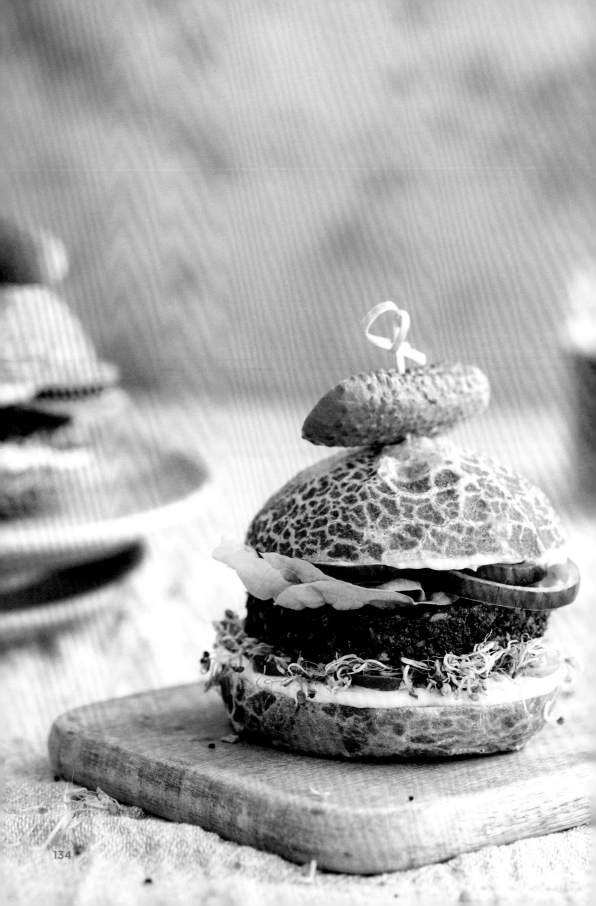

照烧黑豆汉堡饼（8个）

这款食谱可以将鹰嘴豆、黑豆、白芸豆、土豆、小扁豆和很多可以捣碎的蔬菜一起做成汉堡饼的形状。

材料

熟黑豆（见第125页）或混合豆类 2杯

熟短粒糙米饭（见第89页）1杯

嫩豆腐 1杯

莎莎酱 2汤匙

青柠皮屑 1汤匙

红洋葱 1个

大蒜 2瓣

干牛至叶 1茶匙

姜味调味膏 1汤匙

烟熏甜椒粉 1茶匙

照烧酱 2汤匙

酱油 2汤匙

新鲜香菜碎 1/2杯

酸面包屑（见第136页）1杯

Tips

如果给小朋友吃就用常规的甜椒粉，不放辛香料也可以。

将烤箱预热至180℃。红洋葱切碎，大蒜切末。在2个烤盘上铺烘焙纸。在大碗中，用叉子或其他工具将豆子弄成泥。加入糙米饭、豆腐、莎莎酱和青柠皮屑，拌匀。在一个小锅中加热少许水，然后将红洋葱、大蒜、牛至叶、烟熏甜椒粉和照烧酱一起翻炒5~7分钟。将它们倒入碗中，加酱油，搅拌。再放入新鲜香菜碎和酸面包屑。取1大汤匙混合物，用手挤压形成汉堡饼的形状。如果太湿不能成形，则添加更多酸面包屑。放在烤盘上，在烤箱中层烤25分钟，中途记得翻面。可以多做一些冷冻保存，能帮你快速解决午餐或晚餐。

酸面包屑

材料 酸面包 8片 意大利混合香料 1汤匙 大蒜粉 1/2茶匙 海盐 1/4茶匙

烤箱预热至 170℃，将酸面包撕成小块。将所有食材放入食物料理机，用脉冲模式搅打成粗粒状。将面包屑均匀地铺在有烘焙纸的烤盘上，烘烤至颜色金黄并变脆，大约需要 5 分钟。取出后在烤盘上冷却 20 分钟，然后放入密封容器里。常温下最多可保存 2 周。

Tips

1. 为了使饼的厚度和形状保持一致，并且即使煎也不会散开，我使用了三合一汉堡饼机。只需将食材添加到制饼机中，然后按压一下，就可以得到一个完美的圆形汉堡饼，不用再手忙脚乱弄得一团糟了。将汉堡饼放在烤架上，两面各煎四五分钟，直到酥脆和金黄。由于含有黑豆，它们的颜色会稍微变黑。可搭配口感清脆的蔬菜沙拉、新鲜的豆芽和萝卜一起食用。用细香葱装饰即可。

2. 我用了烤红薯条搭配这款汉堡饼。还有酸面包、新鲜沙拉、红洋葱切片和豆芽，都是大众喜爱的食材。最上面是纯素蛋黄酱、黄瓜、泡菜和莎莎酱。

 在春季，植物能量开始从根系向叶子方向转移。许多这个时候种植的蔬菜因其排毒功能而备受推崇。在中国，这种不断增长的能量被称为"树的能量"，与人体对应的器官是肝脏和胆囊。如果一个人在冬季吃了太多不易消化的食物，尤其是油腻、脂肪含量高的食物，则可以通过食用大麦和其他植物的芽苗来减轻肝脏的负担，让它得到休息。在我的厨房里，我们每天食用发芽的谷物和豆类。我们的发芽菜从不间断，也可以将发芽的种子、谷物或豆类用作餐点的装饰。

藏红花蔬菜塔吉锅配古斯古斯（4~6人份）

这道充满异国风情的温暖炖菜做法很简单。藏红花为这款富含钾的菜肴增添了美妙的风味和亮丽的金黄色。不同香料的辛辣混合，使这款塔吉菜充满了秋天的味道。提前一天制作好，它的味道会变得更浓郁，成为餐桌上令人眼前一亮的菜肴。

材料

大蒜 2瓣

洋葱 1个

孜然粉 1茶匙

香菜籽粉 1茶匙

熟鹰嘴豆 1杯（见第181页）

番茄干 1/2杯

番茄酱 2汤匙

藏红花丝 1/4茶匙

水 1/2杯

胡萝卜 1个

红薯 1个

西芹 1根

肉桂条 2根

鲜味高汤粉 1袋（或蔬菜高汤块 2块）

热水 6杯

新鲜香菇（或双孢菇）薄片 2杯

无糖杏干 12个

新鲜欧芹碎和香菜碎 各1/4杯

香料古斯古斯（见第139页）

装饰

┌ 新鲜薄荷
│ 石榴子
└ 梅耶尔柠檬片（有甜味的柠檬）

将藏红花丝用1/2杯水提前浸泡30分钟。大蒜切末，洋葱切片，番茄干、胡萝卜切丁，红薯去皮切丁，西芹、杏干切薄片，高汤粉溶解在6杯热水中。在厚底锅中加热少许水。加入大蒜、洋葱、孜然粉和香菜籽粉。小火加热5分钟，搅拌使蔬菜和香料充分混合。再加入鹰嘴豆、番茄干、番茄酱、藏红花（连同浸泡水）、胡萝卜、红薯、西芹、肉桂条和高汤。大火煮沸，转小火煮20分钟。

加入杏干和蘑菇，继续煮25~30分钟，如果需要的话，可加入更多高汤。最后放入新鲜的欧芹碎和香菜碎，并搭配一些香料古斯古斯或新鲜的蔬菜沙拉。点缀新鲜的薄荷、石榴子和柠檬片即可。

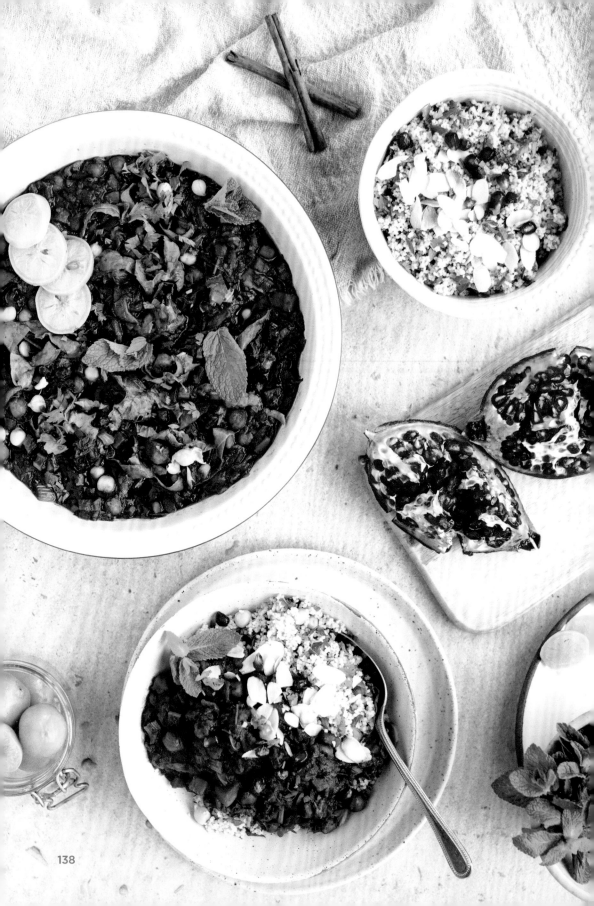

香料古斯古斯

材料 古斯古斯 3杯　开水 4½杯　海盐 1小撮
普罗旺斯香料 1茶匙　烤杏仁片 1/2杯

将古斯古斯均匀地撒在一个大砂锅的底部，将其尽可能铺得薄一些。将海盐和普罗旺斯香料加到开水中，然后轻轻地倒在古斯古斯上。用盖子盖严实，或用可降解保鲜膜封住。放置一边等 15 分钟。然后用叉子拨开，拌入烤杏仁片即可。

Tips

1. 梅耶尔柠檬的气味与普通柠檬不同，而且它们的甜度更高，以至于有些人喜欢在沙拉或甜点中添加。它们的果皮还具有比普通柠檬更复杂的气味，其味道和气味更像香草或香料，与这种北非最受欢迎的菜肴搭配最完美了。

2. 橙子和杏干的区别在于是否经过熏硫处理。二氧化硫可防止干果变质，熏硫通常用于颜色鲜艳的水果，以使其更具吸引力。一些最常见的熏硫水果有杏干、桃干、苹果干、菠萝干、木瓜干、芒果干和金葡萄干。但水果干仅包含非常少量的二氧化硫，其含量远低于公认的有毒量。尽管如此，在食用含硫水果时仍需谨慎。对二氧化硫敏感的人，若吸入或摄入二氧化硫，即使少量也可诱发哮喘。

3. 古斯古斯（Couscous）是一种中东小米。

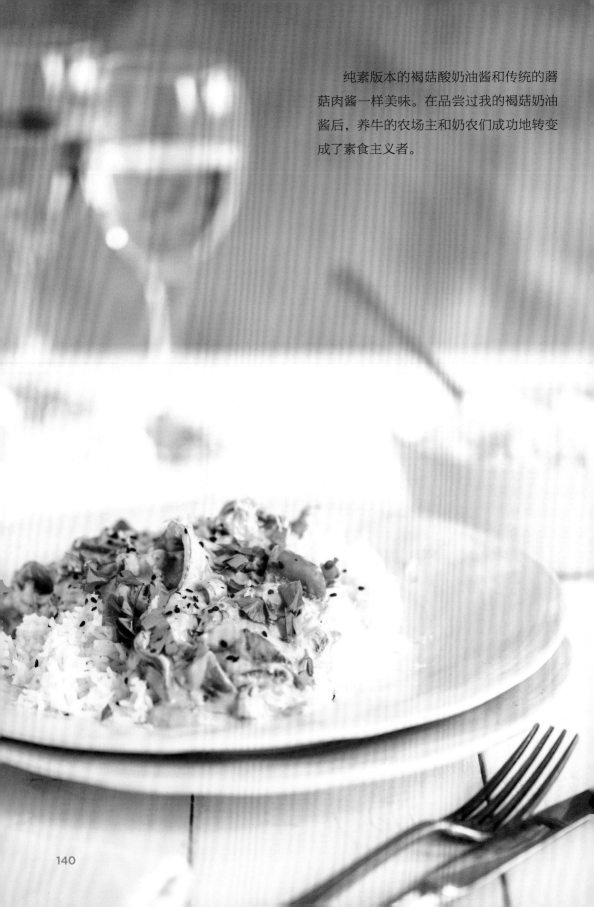

纯素版本的褐菇酸奶油酱和传统的蘑菇肉酱一样美味。在品尝过我的褐菇奶油酱后，养牛的农场主和奶农们成功地转变成了素食主义者。

褐菇酸奶油酱（4~6人份）

材料

酸奶油酱

- 腰果 1杯
- 水 1½杯
- 青梅醋 1汤匙
- 中东芝麻酱 1大汤匙
- 酱油 1汤匙

褐菇酱

- 褐菇薄片 3杯
- 洋葱 1个
- 红葱头 1个
- 大蒜 2瓣
- 鲜味高汤粉 1袋
- 温水 2杯
- 意大利混合香料 1汤匙
- 新鲜欧芹碎 1/2杯

装饰

- 黑芝麻 适量
- 香菜碎 适量
- 柠檬皮屑 适量

洋葱、红葱头切薄片，大蒜切末，高汤粉溶解在2杯温水中。用中小火在锅中加热少许水，放入褐菇、洋葱、红葱头和大蒜，翻炒5分钟。转小火，添加高汤和意大利混合香料。盖上锅盖焖煮15分钟。

腰果提前浸泡一晚后沥干，和酸奶油酱的其他食材一起放入料理机搅打成奶油状。将打好的酸奶油酱倒入炒褐菇酱的锅中，混合搅拌均匀。盖上盖子，小火焖15分钟，用水调节至需要的稠度。

这道褐菇酸奶油酱放置片刻后会变得黏稠，因此食用时需要调稀。拌入欧芹碎，浇在米饭（见下方）上，撒上黑芝麻、香菜碎和柠檬皮屑装饰即可。

青柠香菜印度香米饭

材料 有机印度香米 1杯
开水 3杯 海盐 1小撮
青柠 1个 香菜碎 1/2杯

用滤网在水流下冲洗香米，然后放入大碗中，加水浸泡1小时，沥干，转移到厚底锅中。加海盐，倒入3杯开水。当水开始沸腾时，用厚重的锅盖盖紧，以防止蒸汽逸出。把火力调到最小，焖煮15分钟。我喜欢使用隔热板，让锅底受热均匀。15分钟后，离火。不要拿掉盖子，继续焖10分钟。青柠榨汁，把米饭盛到一个大碗中，然后放入香菜碎和青柠汁即可。

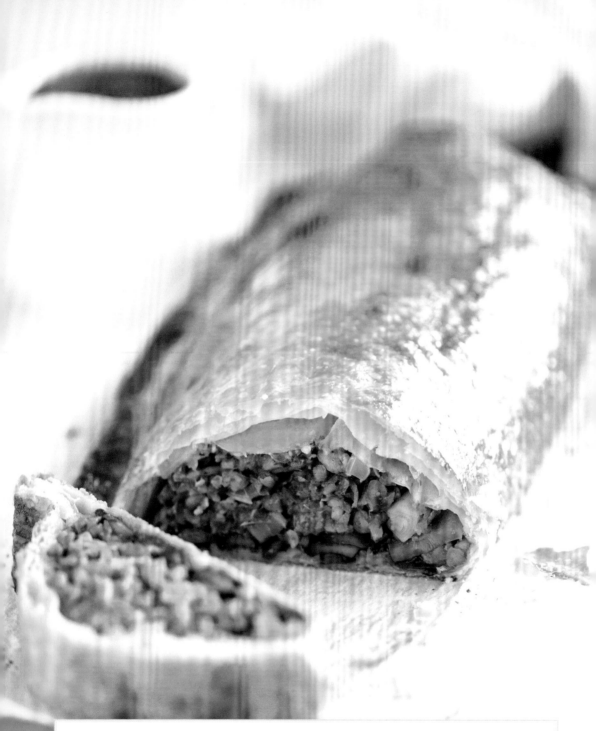

纯素蛋液

材料 鹰嘴豆浸泡液 1汤匙　杏仁奶 1汤匙
枫糖浆（或糙米糖浆）1/2茶匙

将所有材料放在碗中搅拌，制成纯素蛋液。

蔬菜天贝惠灵顿卷配香菇汁 (8人份)

这个食谱可能需要花点时间去准备，但很值得。如果不想自己制作酥皮，可以从天然食品商店购买冷冻的有机纯素酥皮。这个食谱有大量的烤根茎菜、奶油土豆泥和酱汁，它是我们的节日佳肴。我建议在组合惠灵顿卷之前先将纯素蛋液做好。

材料

腌制有机天贝 225克（见下方）

纯素酥皮 250克（见下方）

菠菜 1把（见第144页）

褐菇 6朵（见第144页）

海盐 1小撮

红酒 2汤匙

大蒜 2瓣

韭葱 2根

西芹薄片 2杯

红洋葱薄片 2杯

胡萝卜薄片 2杯

酱油 1汤匙

干鼠尾草 1/2茶匙

干百里香 1/2茶匙

胡萝卜 1根

罗勒西洋菜青酱（见第185页）

食材的预处理

腌制有机天贝

有机天贝 225克　酱油 1汤匙　味醂 1汤匙　乌梅粉 1汤匙　新鲜生姜汁 1/2汤匙
大蒜 1瓣　干混合香料 1/2茶匙

将天贝切成小块，大蒜切末。将除天贝以外的所有材料放入广口瓶中，盖紧盖子并摇匀，制成腌料。

在厚底锅中用中火加热少许水，加入天贝，盖上锅盖煮5分钟。倒入腌料，盖上盖子并用小火煮25分钟，如果锅干了就再加点水。盛出到一个大碗中。

纯素酥皮

请按照包装上的说明进行解冻。从包装盒中取出酥皮，然后放在铺有烘焙纸的烤盘上。静置15分钟，然后轻轻滚动，使酥皮恢复至室温。

菠菜

将一小锅水烧开。将菠菜放入蒸笼中。盖上锅盖蒸一两分钟，直到变软。盛到一个小盘里，放置待用。

褐菇

在厚底锅中，加热一点水，将切片的褐菇加少许海盐煮七八分钟。加入红酒，使其浸入蘑菇中；煮到红酒挥发，将褐菇盛到碗中待用。

制作馅料

大蒜切末，将韭葱的葱白切成约1厘米厚的片。使用同一口锅，倒入一点水，然后加入大蒜、韭葱、西芹、红洋葱、胡萝卜、酱油、干鼠尾草和干百里香翻炒，煮5～7分钟。从锅中盛出，让混合物冷却。将此混合物添加到盛有天贝的碗中，用纸巾吸干混合物的水分，然后转移到盘子中，放入冰箱冷藏。

Tips

制作美味多汁又酥脆的惠灵顿卷的秘诀是将所有食材吸干水分并确保完全凉透，然后再将其包裹在纯素酥皮中。

制作惠灵顿卷

将烤箱预热至200℃，胡萝卜斜切后蒸熟。将褐菇铺在准备好的酥皮上，沿着靠近身体一侧的酥皮边缘均匀地铺开。在蘑菇上铺一些馅料，然后放菠菜，再在上面铺一层蒸熟的胡萝卜。沿馅料的长边抹一薄层罗勒西洋菜青酱。仔细地将酥皮折叠到混合物的顶部，然后向下压以密封边缘。修剪多余的酥皮，并用叉子的背面压出花纹。用锋利的刀在酥皮的上面斜切一道，做几个可以散热的口子。

用食品刷子在惠灵顿卷上轻轻涂一层纯素蛋液（见第142页）。将放有惠灵顿卷的烤盘放在冰箱中冷冻10分钟，然后再刷一层纯素食蛋液，再冷冻10分钟。

将烤盘放入烤箱中烘烤30～35分钟，或直到惠灵顿卷的表皮变成金黄色。最后呈现出来的是酥皮包裹着美味的彩色蔬菜馅料，搭配香菇汁（见第187页）食用便是人间天堂的美味。

Tips

可使用剩余的馅料和剩余的酥皮制作成迷你版本，非常适合作为零食或野餐。剩菜也可以很好地用作派的馅料。

三色藜麦炒蔬菜（4~6人份）

用新鲜的时令蔬菜来准备一盘彩虹炒菜吧。也可尝试搭配白菜、甜玉米或豌豆。加入鹰嘴豆或任何你喜欢的豆子。

材料

三色藜麦 2杯

水 2⅔杯

红洋葱 2个

大葱 2根

海盐 1小撮

胡萝卜 2根

香菇薄片 2杯

黄甜椒 1个

西葫芦 1个

西蓝花 1/2个

酱料

- 酱油 4汤匙
- 味醂 2汤匙
- 枫糖浆 2汤匙
- 青柠汁 1汤匙
- 青柠皮屑 1个量
- 蒜末 1茶匙
- 姜末 1茶匙

装饰

- 葱花
- 烤杏仁片

将藜麦冲洗干净，放入厚底锅中，加2⅔杯水，大火烧开后转小火，将隔热板放在锅下，盖上锅盖并煮10~12分钟。关火，盖上盖子再蒸15分钟。盛出到一个大碗中，让其冷却。

在一个小碗中将制作酱料的所有食材混合在一起，并放在一旁，使风味得以融合。红洋葱、大葱、黄甜椒、西葫芦切丁，胡萝卜斜切，西蓝花撕成小朵。加热一个厚底锅，加入少许水，然后用海盐翻炒红洋葱和大葱。5分钟后，加入胡萝卜、香菇、黄甜椒、西葫芦和西蓝花。将1/4杯水（配方用量外）倒在蔬菜上，盖上锅盖煮5分钟。再加入酱料翻炒5分钟，充分混合以使所有蔬菜都入味。如果锅看起来有点干了，请加一点水。离火，拌入煮熟的藜麦。盛到温热的碗中，并搭配葱花和烤杏仁片即可。

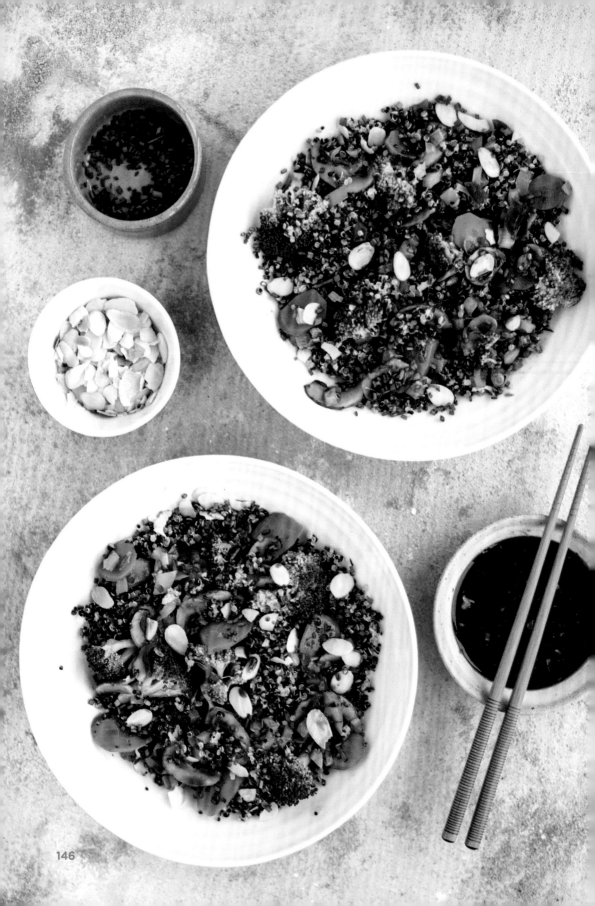

在人类进化的初期阶段，三种食物的口味使我们感到非常愉悦，但很少见，它们便是：简单的糖、脂肪和盐。因为我们的身体认为这些口味是罕见的，并且可能在很长一段时间不容易得到，因此人体的奖励系统在发挥着作用，这成为我们暴饮暴食的诱因。糖是最大的罪魁祸首，也是当今最严重的问题之一。在现代饮食中如此普遍的精制糖对人体是有害的。

糖是营养的噩梦。当我们从软饮料、糖果或其他休闲食品中摄入精制糖时，血糖水平会迅速升高，从而给胰腺、肝脏和其他器官使血糖降至正常范围带来巨大的压力。最严重的影响之一是它会持续损害免疫系统达几个小时。甚至一天吃几次少量的糖也意味着我们的免疫力在大多数时候会关闭。当我们从谷物、豆类和蔬菜中摄取大量复杂碳水化合物时，我们的系统会在需要时缓慢利用它，从而增强免疫力。一旦我们消除了吃精制糖的习惯，我们的味蕾就会恢复，水果和蔬菜中的糖就会满足我们日常对甜味的需求。

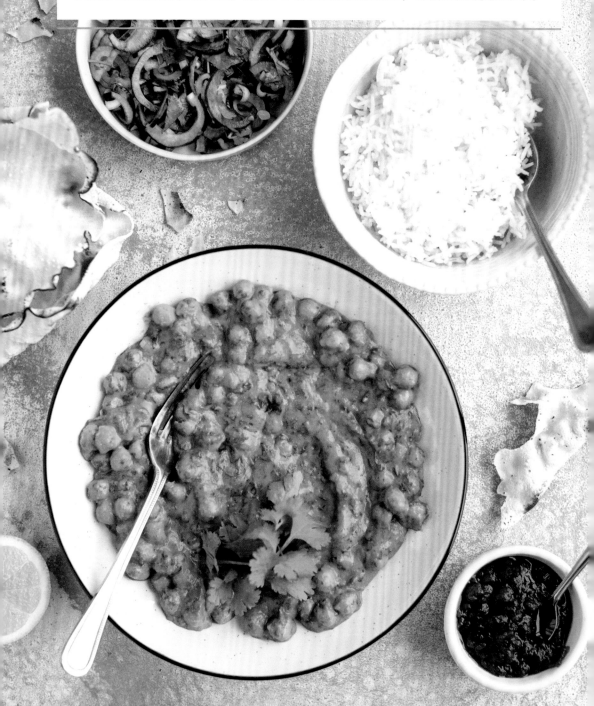

为了方便起见，我经常使用罐装的烤红甜椒。我喜欢稍微加热一下，每个人可以根据自己的喜好进行调整。我用了1/4茶匙的微辣咖喱粉，对我来说辣度足够了。

烤红甜椒鹰嘴豆奶油咖喱（4~6人份）

这款香气诱人的蔬菜鹰嘴豆奶油咖喱配以科尔马（Korma）香料，再将浓郁的椰浆制成奶油状，搭配藏红花米饭，就是一道适合全家人享用的味道醇厚且色彩鲜艳的印度大餐。

材料

烤红甜椒丁 1杯	大蒜 3瓣	熟鹰嘴豆（见第181页）1½杯
海盐 1小撮	新鲜生姜 2厘米	青梅酱 2茶匙
孜然粉 1/2茶匙	酱油 1茶匙	青柠 1个
姜黄粉 1/2茶匙	无糖椰浆 1¼杯	葛根粉 2汤匙
微辣咖喱粉 1/4～	营养酵母粉 4汤匙	西洋菜 1把
1/2茶匙	甜椒粉（或烟熏甜	新鲜香菜 1/4杯
红洋葱 1个	椒粉）1/4茶匙	

红洋葱切碎，大蒜切末，生姜去皮切末。在厚底锅中，加热少许水。加入烤红甜椒、海盐、孜然粉、姜黄粉和咖喱粉，以及红洋葱、大蒜、姜和酱油。中小火煮5～8分钟。然后将它们和椰浆一起倒入料理机中，加入营养酵母粉和甜椒粉，搅打成奶油状。

将打好的咖喱奶油倒入锅中，加入熟鹰嘴豆和青梅酱，拌匀，盖上盖子，小火煮15分钟。将葛根粉溶解在2汤匙水中，倒入锅内，持续搅拌至混合物变稠。挤入青柠汁，拌入切碎的西洋菜叶。用新鲜香菜装饰即可。可搭配印度香米饭和各种配菜食用。

印度香米饭

材料 有机印度香米 2杯　开水 3杯
海盐 1/4茶匙　藏红花丝 8～10根

淘洗香米，浸泡1小时。沥干，转移到厚底锅中，加海盐，倒入3杯沸腾的开水。铺上藏红花丝，用中大火煮。当水开始沸腾时，用厚重的盖子盖紧，以防蒸汽逸出。转小火，沸煮15分钟。我喜欢使用隔热板进行均匀加热。盖上盖子再焖5分钟，盛到一个大碗中。加上烤红甜椒鹰嘴豆奶油咖喱即可食用。

煮出完美米饭的技巧：用质量好的有机印度香米；充分地冲洗有助于去除可能使米饭变黏的淀粉；将米倒入锅中并加少许盐，然后再倒水，有助于盐吸收到谷物中；使用密封性好的盖子可使米饭更香。这个方法可煮出粒粒分明、口感膨松的米饭。

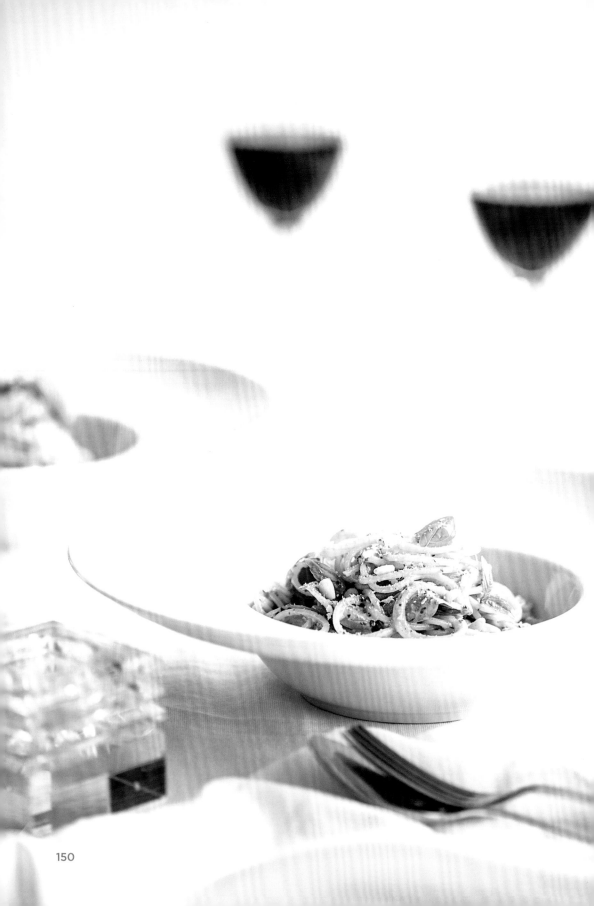

罗勒西洋菜青酱意面（4~6人份）

从商店购买的青酱往往油和奶酪含量很高，这里提供了一种便捷的替代方案。此食谱制成的颗粒感青酱，与意大利面能很好地融合，也非常适合抹到烤过的皮塔饼或酸面包上，或制作意式烤面包和比萨。可以用有机菠菜或芝麻菜等替代全部或部分西洋菜。

材料

意大利细面 1袋	牛油果 1个
纯素帕玛森芝士	大蒜 2瓣
（见第116页）	柠檬汁 1汤匙
适量	水 1杯
	白味噌 2汤匙
青酱	营养酵母粉 3汤匙
西洋菜 3杯	大蒜粉 1/2茶匙
新鲜罗勒 2杯	洋葱粉 1/2茶匙
松子 1/2杯	乌梅粉 1汤匙
核桃 1/2杯	

牛油果去皮后切块，大蒜切碎。将制作青酱的所有材料放入料理机，用脉冲模式搅打成想要的稠度，必要时添加更多水。

根据包装上的说明煮意大利面。煮好后立即沥干，并倒入大量青酱搅拌均匀。撒上纯素帕玛森芝士即可。

Tips

1. 放冰箱冷藏可保存1周，也可以冷冻。

2. 营养酵母粉的加入让青酱有了芝士的口感和味道。这种干酵母富含B族维生素且味道鲜美，它是用发酵啤酒的酵母在高温下烘烤而制成的，因此酵母会分解并变得易碎。

我们与数十亿生命共同生活在这个星球上。这些生物中没有一种是可抛弃的，但人类每年直接造成300多种物种灭绝。这些灭绝的动物也许不是我们生活的必需品，但是每个物种的灭绝都削弱了支持地球上所有生命的生物链。人类消灭其他生物的欲望似乎永无止境。每年人类杀死600亿只陆地动物和数万亿种水生生物作为食物；大约1亿只生物被用于实验（通常用于测试化妆品）；大约2亿只被猎人杀死（其中3000万只被用于皮草业）。而这些都不是必需的。

纯素主义意味着对生命的爱和尊重。正如加里·弗兰乔内教授所说，这是一场心灵的革命。

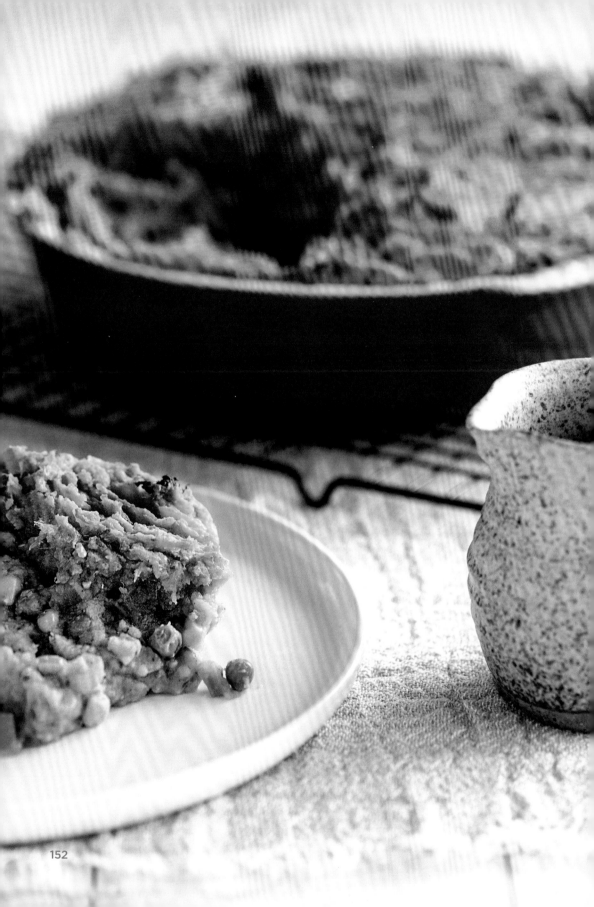

纯素牧羊人派配香菇汁（6~8人份）

这款纯素牧羊人派将蔬菜和小扁豆在美味的高汤里煮熟，上面再覆盖一层红薯泥。这个创意来自经典的家庭食谱，受到所有人的喜爱。你也可以用土豆代替红薯。

材料

红薯 4个	胡萝卜丁 1杯	百里香、马郁兰、罗勒 各1茶匙
甜椒粉 1汤匙	有机甜玉米粒 2杯	甜豌豆 2杯
干欧芹 1汤匙	鲜味高汤粉 1袋	黑胡椒粉 1茶匙（可不加）
红洋葱 1个	开水 4杯	酱油 1汤匙
大蒜 2个	红小扁豆 2杯	

将烤箱预热至180℃。红薯去皮后切块，煮至变软后沥干水分，转移到一个大碗中，然后用叉子捣碎。拌入甜椒粉和干欧芹，放置待用。

红洋葱切碎，大蒜切末，高汤粉溶解在4杯开水中。在厚底锅中，放入红洋葱、大蒜、胡萝卜和甜玉米，炒熟，稍微加点水，煮约7分钟至变软，放置待用。在另一口锅中，放入红小扁豆和高汤，煮沸后转小火，煮约20分钟至红小扁豆彼变软。加入炒好的蔬菜，并加入百里香、马郁兰和罗勒，以及甜豌豆和黑胡椒粉。倒入酱油，充分混合搅拌均匀。如果太稀，则加入少许做好的红薯泥增稠。

将红扁豆和蔬菜混合物倒入一个大平底烤碗或派盘的底部，在顶部铺上红薯泥，然后放在烤盘上。在烤箱中层烘烤25~30分钟。也可以多烤5分钟让红薯泥裂开。淋上香菇汁（见第187页）即可食用。

 　　　　一些国家有在进食前进行短暂冥想或祈祷的传统，即反思食物如何来到我们的盘子里。食物需要通过种植、培育、收获和运输等最终抵达人们的口中，如此众多默默无闻的人给食用者送来这份祝福。这种反思还可以让人们放慢脚步，重新调整用餐节奏，放松下来好好咀嚼食物。

消化从口腔开始，咀嚼不仅会分解食物，而且口腔中的酶会分解碳水化合物。当你咀嚼一口糙米、大麦或一片全麦面包足够长的时间，你会品尝到甜味。试试这个在禅寺文化中发展出的方法：将食物放入口中后，放下餐具，双手合十并咀嚼，直到食物完全被咀嚼完毕。你将意识到平时我们对食物的咀嚼有多么不充分。

发酵的豆类或蔬菜几乎是每种饮食文化的标志性食物。亚洲东部地区的发酵大豆和西方国家的发酵谷物及蔬菜都是在家里或当地社区自制的。这些食物反映了古代智慧对健康消化系统的理解。天然的发酵食物可提供促进肠道健康需要的微生物。烹饪和发酵是从完整的植物性食物中获得最佳营养的两种方法。只需在盘中加入少量酸菜或天然发酵的泡菜，即可增加食物的营养功效。无需使用昂贵的益生菌补品，只需像我一样在家里自制一些泡菜即可。

1962年，蕾切尔·卡逊（Rachel Carson）写了一本书，名为《寂静的春天》。她在书中提到"用于虫害控制的化学物质正在进入食物链"，因此引起了大众的注意。

在这本书出版之前，人们已经被动接受了控制昆虫的农药解决方案是科学的礼物，且是对人类生命尤害的。公众对DDT的接受是基于天真的预期，即人类住所、学校操场或食品工厂附近使用的任何化学喷雾剂都是经过安全性测试的。关于农药的争议推动了有机种植的革命，并使公众意识到化学除草剂、农药和其他用于农业的有毒化学品的危险。这本书现在仍然有售，和当年一样重要。用有毒物质种植食物相当于自杀的另一种形式。

你从哪里获得钙质？我们大多数人都被教导钙的最佳来源是牛奶。如果你是奶农，当然希望这是对的。但是，事实并非如此。任何哺乳动物的乳汁都是专为自己的幼崽而设计的，可以满足该物种幼崽的成长需求。其实最好的钙质来源是植物。西蓝花和羽衣甘蓝等许多常用蔬菜、黑豆和菜豆等豆类、豆腐和谷物等都是这种重要矿物质的来源。具有讽刺意味的是，最近的科学研究表明，在食用乳制品最多的国家，女性骨质疏松症的发病率非常高。

令人垂涎的配菜和沙拉

这些美味的配菜富含各种对身体有益的成分，是抗氧化剂和其他营养素的能量来源。我每天都会吃新鲜的沙拉（根据季节决定吃冷的或温的）。我总是尽可能购买当地的时令食材。这不仅有利于环境和我们的身体健康，而且味道也更好。如果我们有一些室外空间，我会再种一些绿色蔬菜，但是现在我的发芽菜到处都是，满满一罐发芽的绿豆、小扁豆和红豆。我的一日三餐都离不开这些芽菜。

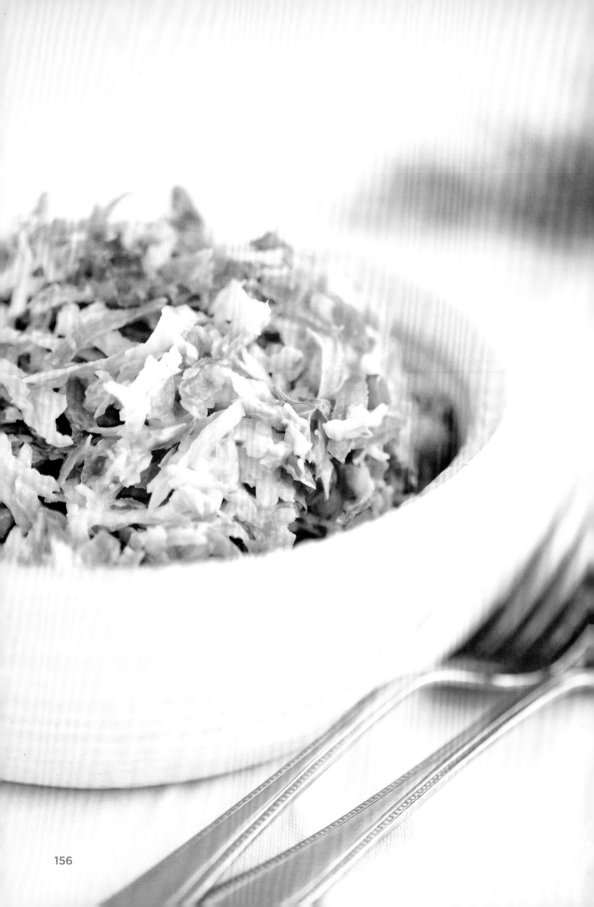

奶油圆白菜沙拉（6~8人份）

一年四季，我的餐盘里都会有一小份生食。比尔非常喜欢吃圆白菜沙拉，所以我为他设计了这个食谱。这道沙拉经济实惠且易于制作，我的学生们喜欢在烤过的酸面包上搭配这款沙拉。

材料

圆白菜丝 4杯

胡萝卜丝 2杯

葱丝 2杯

无油蛋黄酱（见第188页）1杯

大藏芥末酱 1茶匙

糙米醋 1/4杯

海盐 1/4茶匙

在一个小碗中，将无油蛋黄酱、大藏芥末酱、糙米醋、海盐混合搅拌，制成沙拉汁。然后静置至少1小时。将圆白菜、胡萝卜和葱混合在一个大沙拉碗中，加入沙拉汁，充分搅拌。食用前，将其冷藏1小时或更长时间以入味。在密封容器中冷藏最多可保存7天。

我在油管（YouTube）上的《玛琳与朋友》（*Marlene and Friends*）系列是聆听来自不同领域的专家讨论健康与环境问题的节目。多年来，我一直在与世界顶级专家交谈，其中一些对话已记录下来供大家参考。你会注意到一件事，即新一代营养先驱者们相互支持，并且在饮食、健康与康复之间的联系方面进行了很多研究。

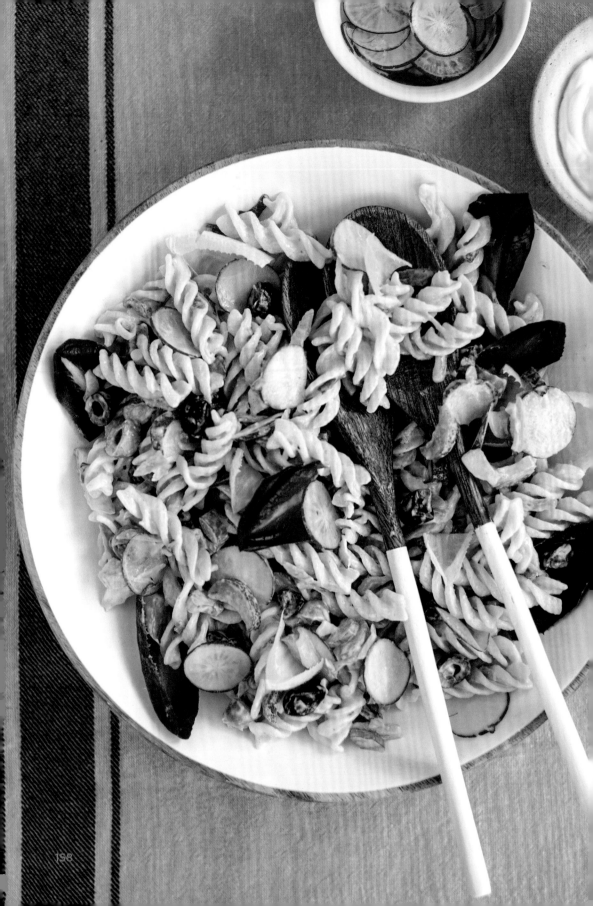

美式螺旋意面沙拉（6~8人份）

这里列出的是基础做法，你可以根据季节用不同食材天马行空地创造出一道色彩缤纷、口味丰富的创意沙拉。不管你是否吃素，都会喜欢上它。

材料

玉米大米意大利螺旋面 1袋

沙拉汁

┌ 无油蛋黄酱（见第188页）1杯
│ 糙米醋 1½汤匙
│ 大藏芥末酱 1茶匙
│ 糙米糖浆 2茶匙
└ 泡菜汁或青梅醋 2汤匙

装饰

┌ 红色和绿色菊苣叶 适量
│ 葱花 适量
└ 烤松子 适量

沙拉

┌ 烤红甜椒丁 1杯
│ 胡萝卜丁 1杯
│ 黑色和绿色混合橄榄碎 1杯
│ 西芹丁 1杯
│ 黄瓜丁 1杯
│ 大葱薄片 1杯
│ 樱桃萝卜薄片 1杯
│ 腌黄瓜丁 1杯
│ 新鲜欧芹碎 1/2杯
└ 新鲜香菜碎 1/2杯

在一个中等大小的碗中，将制作沙拉汁的材料混合在一起，放置待用。

根据包装说明煮意大利面，煮好后关火，并用冷水冲洗直到完全冷却。将面盛到一个大碗中，加入制作沙拉的所有材料，拌匀。淋入沙拉汁，用葱花、烤松子、红色和绿色的菊苣叶装饰。接下来就可以享受你的阳光大餐啦！

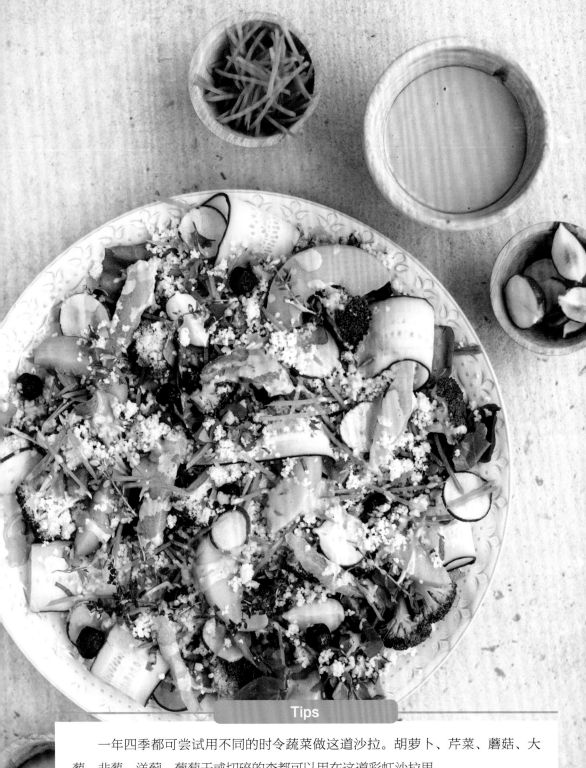

Tips

一年四季都可尝试用不同的时令蔬菜做这道沙拉。胡萝卜、芹菜、蘑菇、大葱、韭葱、洋蓟、葡萄干或切碎的杏都可以用在这道彩虹沙拉里。

古斯古斯彩虹沙拉配柠檬酸橙芝麻酱（6~8人份）

这道简单的沙拉制作灵感来自中东。配上古斯古斯米、富有冲击力的甜酱汁和烤松子，令人满足且回味无穷。将沙拉装在一个充满异国情调的盘子上，其鲜艳的色彩与清爽的风味浑然一体。

材料

煮好的古斯古斯米（见下方）1杯　　　　樱桃萝卜薄片 1/2杯

黄瓜 1根　　　　　　　　　　　　　　葡萄干（或蔓越莓干）1/4杯

胡萝卜丝 1杯　　　　　　　　　　　　新鲜欧芹碎 1/2杯

大葱 3根　　　　　　　　　　　　　　新鲜薄荷碎 1/4杯

橙子片 1杯　　　　　　　　　　　　　烤杏仁片 1/2杯

桃子片 1杯　　　　　　　　　　　　　蒸西蓝花 1杯

沙拉汁

柠檬酸橙芝麻酱（见第185页）

装饰

烤松子 1/4杯

使用切片器或其他手动切片机将黄瓜纵向切成约3毫米厚的长片。大葱切片。在一个大碗中，将煮好的古斯古斯米和除沙拉汁、烤松子外的所有材料混合在一起。倒入沙拉汁，拌匀。撒上烤松子装饰即可。

煮古斯古斯米

材料 古斯古斯米 3杯　开水 4½杯
海盐 1小撮　干混合香草 1茶匙

将古斯古斯米均匀地撒在一个大砂锅的底部，尽可能铺得薄一些。将海盐和干混合香草加入到开水中，然后轻轻倒入盛有古斯古斯米的砂锅中。用盖子或可降解保鲜膜盖紧。静置约15分钟，然后用叉子将它拨开弄松散。

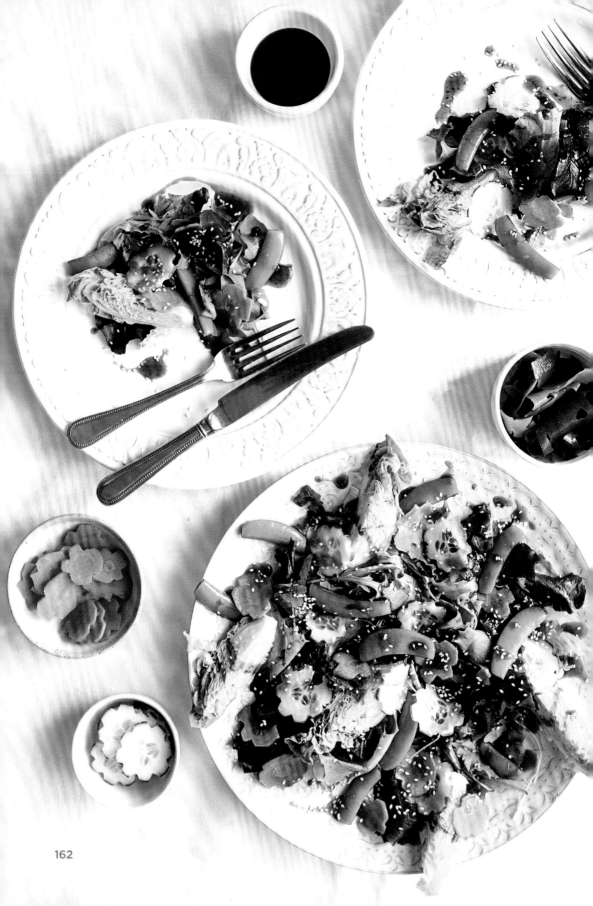

黄瓜裙带菜桃子沙拉配浓郁梅子酱汁（6~8人份）

黄瓜裙带菜沙拉新鲜清爽，是适合搭配所有餐点的绝佳开胃菜。我喜欢将这款新鲜的沙拉作为寿司晚餐的前菜，或者作为轻食午餐单独享用。裙带菜是一种海藻，富含多种维生素和矿物质，有助于平衡激素，还有许多其他的健康益处。用裙带菜搭配我喜欢的蔬菜和水果，可以制成简单的沙拉。罗马生菜或长叶莴苣的叶子长长的，厚而结实，中间坚硬。外层的叶子略带苦味，但靠近中心的叶子口感更甜、更细腻。

材料

干裙带菜 1/4杯	胡萝卜 1根	**梅子酱汁**
罗马生菜 1把	黄瓜 1根	乌梅酱 1汤匙
绿色沙拉菜 1把	桃子片 1杯	味醂 4汤匙
甜豌豆 1杯	白芝麻 1汤匙	酱油 1汤匙
		糙米糖浆 2汤匙

使用专用的可以将蔬菜切槽的刀具，将黄瓜和胡萝卜切成花朵形状。把胡萝卜放在一个平整的菜板上，用刀沿着长边刻一条凹槽，然后挪到另一面，再刻一条凹槽，一共刻出4条凹槽，再切片就可以做出图中的效果。黄瓜的做法同理。

在一个大碗中混合所有用于制作梅子酱汁的材料，放置待用，让口味得以融合。将干裙带菜在冷水中浸泡20分钟，沥干，放置待用。将甜豌豆放入沸水中煮1分钟，然后在水流下冲洗。将罗马生菜切成楔形。

在一个大碗中将罗马生菜、裙带菜、沙拉菜、甜豌豆以及胡萝卜花和黄瓜花放在一起。淋上梅子酱汁，再加入桃子片和白芝麻，轻轻拌匀即可。

在夏天，当太阳升至最高时，水果和较软的蔬菜便成熟了。夏季的蔬菜汁液较多，水果和蔬菜品种也丰富，有助于使身体降温并感到清爽。沙拉和轻食能满足一天的需要。从中医角度，这个季节与心脏的功能有关。可以在沙拉中加入一些苦味食材，例如叶菜、菊苣和羽衣甘蓝等，它们可以滋养心脏。

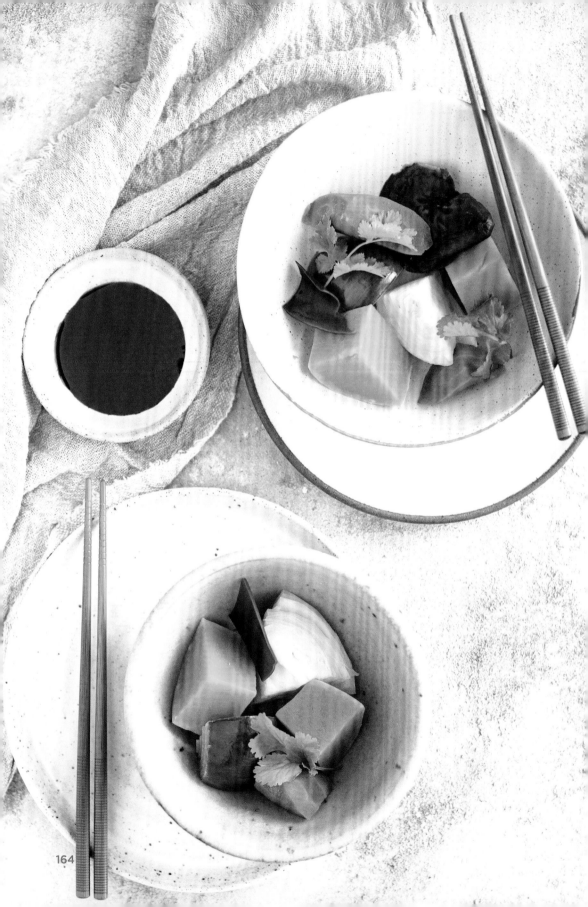

筑前煮（4~6人份）

筑前煮是将大块的根茎类蔬菜用小火煮，直到变嫩变甜。这种烹饪方法是以蔬菜本身的汁液产生的蒸汽进行烹煮，除了少量水，不需要再额外添加其他东西。在烹饪即将结束时，用少许调味料即可展现出蔬菜浓郁的天然风味和丝丝甜味。

以这种方式烹饪出的蔬菜非常柔软多汁，给我们带来了特别温暖和强大的能量。这是我最喜欢的自然平衡菜肴之一，我喜欢和所有人一起分享这道菜。它可以强化人体的核心器官，例如胰腺和脾脏的功能，让消化系统变得强大。这么富有创造力的美味佳肴，可以长期融入你的饮食中。在锅的底部放一小块海带能带出蔬菜的甜味，利用其天然的谷氨酸使蔬菜变得柔嫩和鲜美，且海带富含矿物质，有助于增强血液功能。

材料

长7厘米的海带 1块	圆白菜 1个	红洋葱 1个
干香菇 1朵	南瓜 1个	白洋葱 1个
水 1/4杯	胡萝卜 1个	酱油 少许

将海带和香菇在水中浸泡15分钟，然后放到厚底锅中。将蔬菜去皮切成大块，然后依次摆放入锅中。确保有足够的水盖住食材。中火煮沸，然后转小火，盖上锅盖煮至蔬菜变软，需要25~40分钟。用少许酱油调味，再煮10分钟，直到所有液体都被蔬菜吸收。如果在烹饪过程中水分蒸发得太快，请多加一点水并调低火力。盛出到碗中即可食用。这道菜品种多样，还可使用抱子甘蓝、大葱、欧洲防风、萝卜、青菜或任何季节性蔬菜。

日本人有一句俗语："土壤和人是一体的，而不是分割的两个个体。"这是对于"所有的地球生命都依赖于土壤"的认可，死亡的土壤意味着死亡的地球。陆地食物链始于土壤，许多提倡无化学有机耕作方法的人都强调食物中有害毒素的危险。这当然很重要，但化学品的大量使用对土壤的生命力造成更大的危害。与地球上其他任何环境相比，土壤中生活的生物数量更多。它是最多样化的生态系统。理论上任何破坏健康、活力土壤的饮食方式都会造成营养不良。1克丰富的花园土壤可以容纳多达10亿种细菌、几米长的真菌细丝、几千个原生动物和许多线虫。而这些微小的生命形式是地球上所有生命的基础。

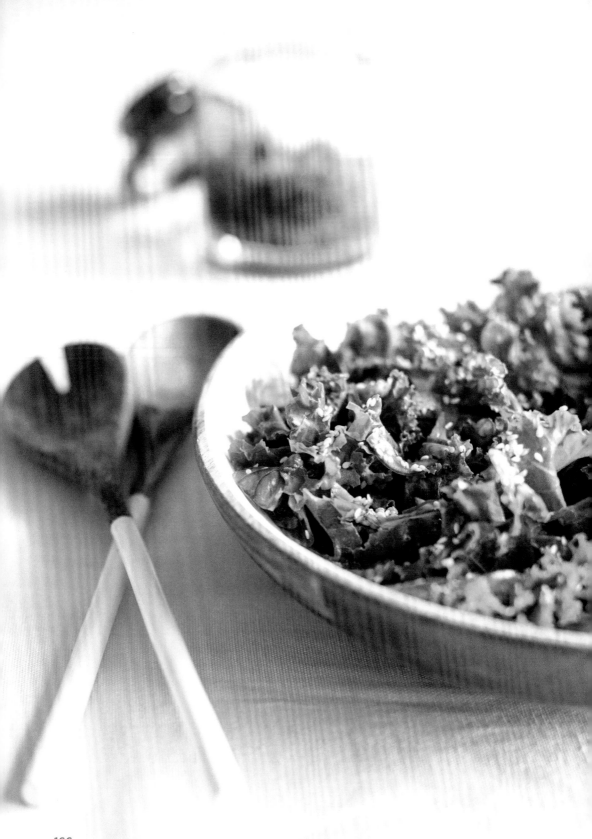

蒸羽衣甘蓝配甜醋冷压沙拉（4~6人份）

羽衣甘蓝是我最爱的绿叶菜之一，我几乎每天都会将它与泡菜或生姜搭配食用。值得投资一台好的泡菜压榨机来快速制作泡菜和沙拉。任何腌制或压制的沙拉都可通过增加消化酶来打造健康的肠道，以便我们更好地吸收食物中的营养。

材料

羽衣甘蓝 1把	**甜醋**
黄瓜 1个	┌ 糙米醋 1/4杯
樱桃萝卜薄片 2杯	│ 味醂 1/4杯
海盐 1/8茶匙	└ 海盐 1小撮
烤白芝麻 1汤匙	

洗净羽衣甘蓝，择取叶片部分，纤维茎可以去除或将其保存以制成蔬菜高汤。将叶子撕成碎片，放在蒸笼中。将少量的水倒入锅中煮沸，然后羽衣甘蓝放在蒸笼上蒸四五分钟，直到变成鲜亮的绿色。

黄瓜切薄片。将羽衣甘蓝、黄瓜、樱桃萝卜和1/8茶匙海盐放入小碗中搅拌。如果没有泡菜压榨机，请将蔬菜放在碗中，然后在蔬菜上直接放一个重物压着，等待至少1个小时。

将制作甜醋的所有材料混合，放在一个小锅里加热，然后放置冷却。轻轻挤压蔬菜，将沙拉中的多余水分挤出。拌上甜醋，撒上烤白芝麻即可。

秋天对我们来说可能是很有挑战的一个季节。许多人在夏季放纵自己而导致免疫力下降。在中医里，秋季代表金属的能量，即身体需要多吸收矿物质从而变得更强壮。这个季节对肺也很重要，我们都知道秋季对呼吸系统具有挑战性。这表现为感冒、流感和哮喘等不适症状的增加。每年的这个时候，室外过敏症可能会加剧。这个时候防御的重点是多吃温暖的食物、大量深绿色蔬菜（尤其是十字花科蔬菜，例如西蓝花、圆白菜和羽衣甘蓝等）。用生姜、大蒜、洋葱或胡椒粉等辛辣的食物进行调味有助于激活肺部功能。

芦笋配纯素荷兰酱（4~6人份）

芦笋是春季的第一批农作物之一。搭配口感浓郁的纯素"荷兰酱"，让它成为一道在任何特殊场合都堪称完美的蔬食配菜。我也会将芦笋用在沙拉里，又或者将它和大蒜一起烤着吃。它是一个百搭且营养密度高的蔬菜。

材料

纯素荷兰酱

新鲜柠檬汁 1汤匙　　　芝麻酱 1/2茶匙　　　芦笋 1把

酱油 1茶匙　　　　　　嫩豆腐 1/2杯　　　　姜黄粉 适量

营养酵母粉 1汤匙　　　姜黄粉 1/4茶匙

大藏芥末酱 1茶匙

将一小锅水烧开，把芦笋放入蒸笼中。盖上盖子蒸4~6分钟，或直到脆嫩为止。同时，在搅拌机中将制作纯素荷兰酱的所有材料混合，高速搅拌成顺滑的奶油状，倒入到小锅里，小火加热，不停地搅拌，直到全部变热。将热芦笋盛入盘中，倒入纯素荷兰酱，可撒少许姜黄粉装饰。

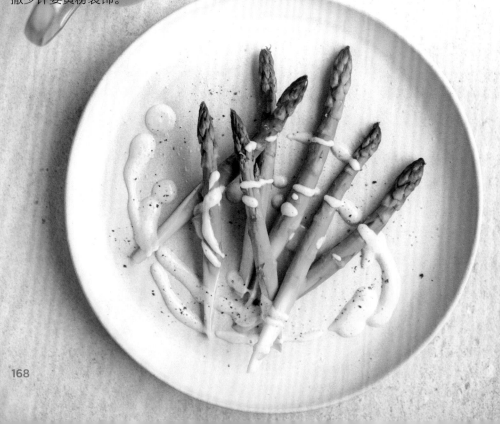

柠檬海藻沙拉配烤核桃（4~6人份）

阿拉姆海藻味道温和甜美，是将海菜引入日常饮食的绝佳选择。它浓浓的黑色为餐点增添了鲜明的对比和美感。阿拉姆海藻也给沙拉增添了异国情调，与胡萝卜、洋葱或豆腐干一起炒的时候味道鲜美。我总是向从未尝试过海藻的客户和学生介绍这种海菜，所有人都很喜欢吃。

材料

阿拉姆海藻 1杯　　　　苹果浓缩汁 1汤匙

洋葱 2个　　　　　　　柠檬皮屑 适量

海盐 1小撮　　　　　　烤核桃 适量

酱油 1汤匙

将阿拉姆海藻冲洗干净并在冷水中浸泡20分钟。洋葱切片。锅里放入少许水，然后放入洋葱，加少许海盐，翻炒5分钟，直到它们变成半透明状。将阿拉姆海藻沥干，加入到盛有洋葱的锅中，加足量水盖过食材。盖上锅盖，小火煮约20分钟至水分被完全吸收。倒入酱油、苹果浓缩汁和柠檬皮屑调味，用烤核桃装饰即可。

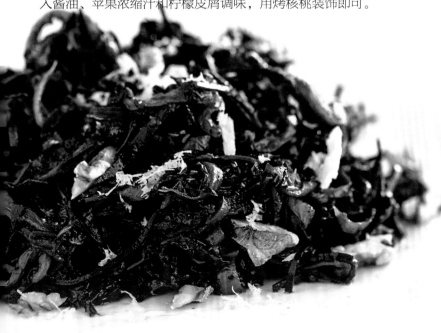

姜汁胡萝卜和西洋菜（4~6人份）

西洋菜是一种能在水中自由漂浮的空心茎植物。其小小的、呈椭圆形、深绿色、多汁的叶子具有很高的含水量。它有着强烈的、辛辣的、略带刺鼻的味道，有点像嫩芥菜和水芹。它是一种经常被忽视的绿色食品，是芥菜、圆白菜和芝麻菜的近亲。我喜欢将它用在汤、炖菜和沙拉中，我甚至会在处理它时不自觉地吃上一把。这是我最喜欢的绿色蔬菜之一。如果想要生吃，请确保已经将粗茎部分去除。

材料

胡萝卜 3根	葛根粉 1茶匙
水 1杯	新鲜生姜汁 1茶匙
西洋菜碎 2杯	海盐 1小撮
酱油 1茶匙	

胡萝卜切薄片。在锅中加热少许水，放入胡萝卜并用木勺翻炒约5分钟。加入1杯水和1小撮海盐，盖上盖子，小火煮10分钟，直到胡萝卜变软。加入西洋菜和酱油，混合搅拌，再煮5分钟，离火。将葛根粉溶解在1汤匙水中，然后将其慢慢加入锅中。将锅再次加热，煮至沸腾，其间不停地搅拌。再煮几分钟，最后加入姜汁，搅拌并装盘作为配菜即可。

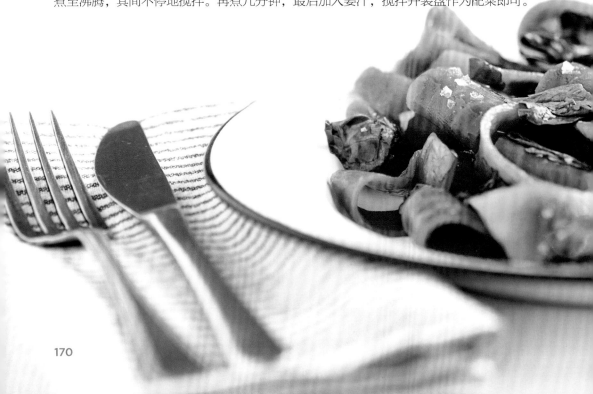

脆皮香料菜花（4~6人份）

如果你翻阅过很多食谱，你会发现菜花用途广泛，从咖喱到汤再到受欢迎的奶油菜花泥。它既实惠又容易从当地购买，几乎适合所有菜肴。将一整颗菜花进行烘烤可以为家庭盛宴增添美妙的一笔。你也可以用其他喜爱的香料来做这道菜。

材料

杏仁粉 1杯

营养酵母粉 1/4杯

大蒜粉 1/2茶匙

意大利混合香料 1/2茶匙

海盐 1/4茶匙

水 2/3杯

大藏芥末酱 1茶匙

菜花 1个

新鲜香草 少许

将烤箱预热至180℃。将杏仁粉、营养酵母粉、大蒜粉、意大利混合香料和海盐放入碗中。用打蛋器搅拌，搅拌过程中逐量加水，拌入大藏芥末酱，制成浓稠的混合物。

将菜花撕成小朵，放入混合物中，均匀裹满后放在铺有烘焙纸的烤盘上，烘烤20~25分钟至表皮变得干脆且内部变得软嫩。盛盘，撒少许新鲜香草作为装饰即可。

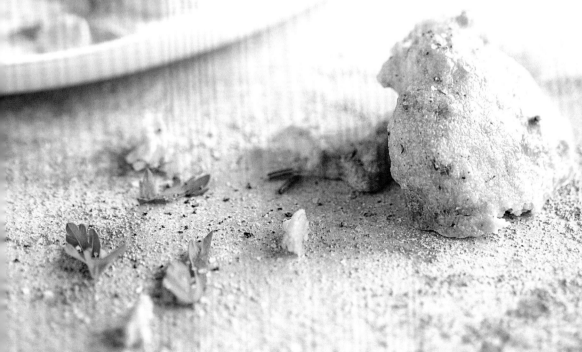

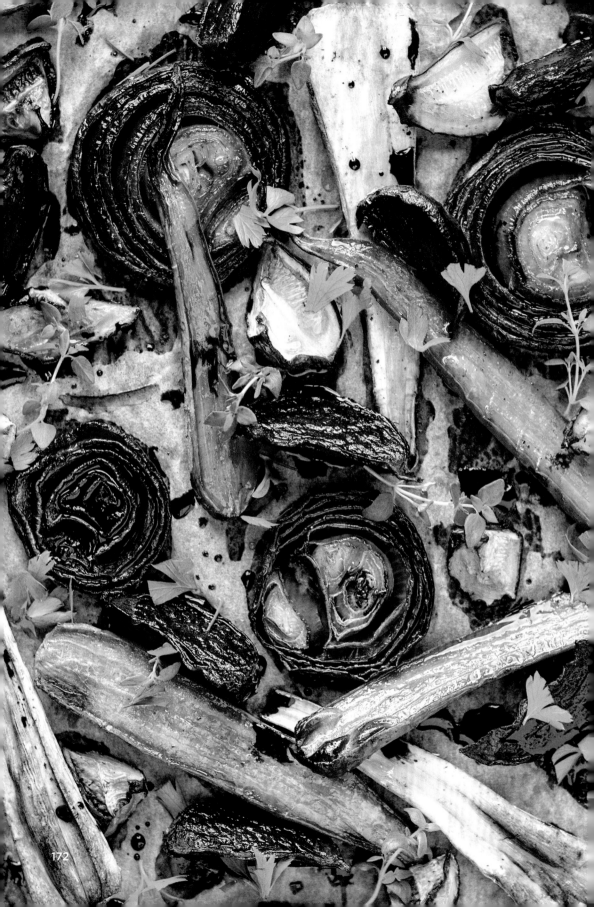

烤混合蔬菜

什么蔬菜适合烤着吃？土豆、欧洲防风、红薯和胡萝卜等根茎类蔬菜是最保守的答案，但是你还可以有更多选择。从西蓝花和抱子甘蓝等十字花科蔬菜到西葫芦、洋葱和甜椒等。我经常做一批烤蔬菜保存起来当作第二天的午餐。

材料

欧洲防风 2个	红洋葱 2个	海盐 适量
红甜菜根 2个	西葫芦 1个	现磨黑胡椒 适量
胡萝卜 2根	带皮大蒜 6瓣	混合香料 1汤匙
红薯 1个	意大利黑醋 2汤匙	

将烤箱预热至190℃。欧洲防风、红洋葱去皮后切薄片；红甜菜根洗净后去皮，切成4等份；胡萝卜、红薯切薄片；西葫芦切块；大蒜烤好后再去皮。在一个大碗中，放入处理好的蔬菜，倒入意大利黑醋。加一些海盐和现磨黑胡椒，撒1勺你最喜欢混合香料（如牛至、百里香、迷迭香、鼠尾草、西芹或罗勒）并搅拌均匀。将蔬菜转移到铺有烘焙纸的烤盘上，烘烤约1小时，其间至少翻拌2次。如果喜欢半熟的口感，可以缩短烘烤时间。意大利黑醋和海盐可带来绝佳的烘烤效果，焦糖甜味与咸香味完美融合。

Tips

切蔬菜要掌握正确的方法。你可以遵循如下原则：蔬菜越密实，切的块越小。所以根茎类蔬菜（如红薯、胡萝卜、欧洲防风和萝卜）比西蓝花、菜花等要切得更小。这样可以确保所有蔬菜受热均匀，并且可以同时烘烤完毕。

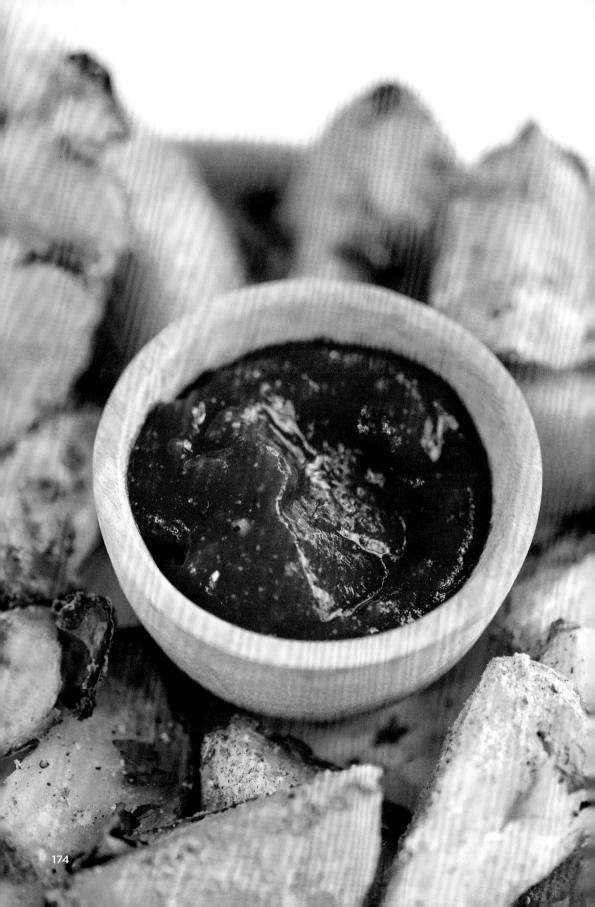

脆皮薯角配番茄酱（4人份）

薯角配番茄酱是最受人们欢迎的搭配之一。无论甜的还是辣的，这些薯角外表酥脆、内里软嫩。最完美的解馋方法就是自己在家制作。撒上喜欢的调味料，最好用我使用的那种土豆，因为它们的质地柔软，最适合烧烤、烘烤或做成薯角。

材料

土豆 4个	大蒜粉 1茶匙
面粉 1汤匙	洋葱粉 1茶匙
海盐 1/2茶匙	黑胡椒粉 1/8茶匙
甜椒粉 1茶匙	番茄酱 适量（见第179页）

在一个小碗中，将面粉和甜椒粉、大蒜粉、洋葱粉、黑胡椒粉混合均匀，放置待用。将土豆洗净，先对半切开，再切成相等大小的块。将土豆放在撒有海盐的厚底锅中，加水盖过土豆。大火烧开，然后盖上盖子，转中火继续煮15分钟。将土豆沥干并转移到一个大碗里，放置5分钟使热气蒸发。

将烤箱预热至200℃。在烤盘上铺烘焙纸。将混合好的面粉与调味料撒在土豆上，搅拌时注意不要把土豆弄碎。将土豆均匀地铺在烤盘中，烤30～35分钟或直到边缘变脆变金黄。从烤箱中取出并搭配番茄酱食用即可。

与植物相比，从动物食品中获得相同热量需要消耗的水量是植物的100倍。我们的"水足迹"与"碳足迹"同等重要。生产1千克牛肉大约需要15000升水。当你在超市看到一块肉时，试着想象它消耗了多少瓶水。当我们将其与植物性饮食相比较时，我们看到了显著的差异。1千克大米仅需2400升水，而1千克土豆仅需287升水。通过将我们的食物从动物性食物转变为人类可持续的饮食，我们不仅减少了水的用量，而且还为清洁水资源做出了贡献。

几十年来遗传学家一直知道大多数（98%）基因组都不是由编码蛋白质的"正常"基因组成。这种非编码DNA最初被认为是"垃圾DNA"，没有任何功能，但是后来，人们发现其中很多都可以调节基因表达。非编码DNA的一部分由"伪基因"组成，它们是功能基因的不完美复制。这些基因被称为"遗传化石"（它们曾经是能发挥功能的，但是随着时间的流逝积累了突变，阻止了它们发挥作用），常常代表着已经丧失的功能。已经发现有些仍然对它们的亲本基因有调节作用，有时是其"不完美的复制"。

关于高浓度假基因最有趣的例子之一是用于感知的基因，特别是用于嗅觉和味觉的基因。一种理论认为我们的原始祖先需要更广泛的嗅觉和味觉受体，以检测可能有害的食物。我们的狩猎祖先很可能是食物中任何有毒因素的出色检测者。好消息是这种能力仍然存在，但是我们必须让它恢复功能以重新获得它。如果你吃天然的富含营养的食物（例如人类生态饮食），你会发现许多常见的加工食品开始变得让人反胃。你的身体知道它仅需要远离那些使感觉变得迟钝的脂肪、动物蛋白和化学添加等。

有趣的是我们发现很多人认为他们遇到的任何健康问题都是"遗传性的"，这是因为责怪家人或将问题的根源置于我们的可控范围之外更容易令人接受。而且这通常是由医生第一时间传达给你的信息："你有一个由你的基因而导致的某些疾病"，尤其是像癌症和其他严重的疾病。乳腺癌很常见，但是大多数患有这种疾病的女性都没有很强的家族史，不到十分之一的人有遗传关联。这完全归因于具有特定基因和该基因的表达之间的差异。从我和坎贝尔博士一起进行的研究中了解到，尽管所有疾病都具有直接或间接的遗传基础，但营养对基因"表达"的控制远比突变基因的存在与否要重要得多。"传染病具有微生物基础，但是我们对这些疾病的易感性取决于我们的免疫系统，其免疫反应具有遗传基础。"你的压力水平、社交环境、体育活动和整体生活方式都会影响基因表达或细胞响应。饮食是这个过程的关键。食物中的营养物质与基因相互作用，我们不能控制一切，但可以控制饮食。饮食是预防疾病的最简单、最有效的方法。人类生态饮食符合领先的前沿营养学所认可的健康生活理念。我会与所有人分享我的口头禅："食物造血，血造细胞，细胞造就组织，组织造就器官，从而造就我们。"就是这么简单。

美妙绝伦的酱汁、沙拉汁和蘸酱

　　从超市购买的各种酱料往往添加了许多不必要的成分，这里介绍的酱汁、沙拉汁和蘸酱均选用健康的食材制作而成，非常百搭。平时可以一次性多做一些冷藏或冷冻保存，用餐时搭配料理食用即可，非常方便。

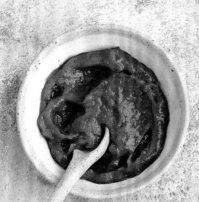

番茄酱

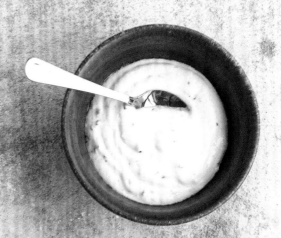

酸奶油

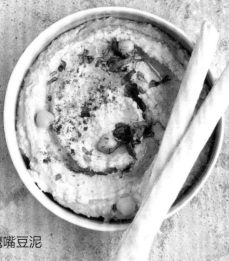

经典鹰嘴豆泥

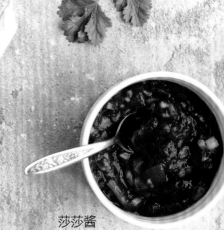

莎莎酱

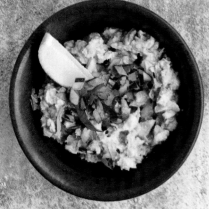

牛油果酱

泰式酱汁

番茄酱（4~6人份）

番茄酱是一种调味酱，它由番茄糊、洋葱、醋、甜味剂、香料等组成，可以在家里轻松制作。很多从超市里购买的番茄酱都添加了许多不必要的成分。这款番茄酱在口味、质地和颜色方面都平衡得恰到好处。

材料

番茄糊 1杯	大蒜粉 1茶匙	葛根粉 1汤匙
苹果醋 2汤匙	洋葱粉 1茶匙	水 2汤匙
枫糖浆 2汤匙	干牛至叶 1/2茶匙	
海盐 1/2茶匙	肉桂粉 1/4茶匙	

在搅拌机中将除葛根粉和水以外的所有材料高速搅拌30~60秒钟，直到混合均匀。将混合物转移至小锅里，大火煮开后转小火，煮约30分钟直到酱汁变稠，其间不时地搅拌。在一个小碗中，将葛根粉和水混合，倒入盛有混合物的锅里，煮约5分钟，直到变得更稠。将锅从火上移开，让番茄酱自然冷却至室温，酱在冷却时会继续变稠。将番茄酱保存到玻璃容器中，密封好放入冰箱冷藏保存即可。

酸奶油（1½杯量）

这款纯素酸奶油的制作时间不到5分钟，你可以调整柠檬汁、醋和芥末酱的用量。它可以作为日常搭配主食的酱料，在冰箱中冷藏可保存约5天。在需要酸奶油的任何菜肴中，都能使用这款健康的替代品。它可以用来搭配烤土豆及新鲜的细香葱、炸玉米饼、辣酱玉米馅饼或豆子汤，充满了无限可能。

材料

嫩豆腐 300克	大藏芥末酱 1茶匙	大蒜粉 1/2茶匙
新鲜柠檬汁 2汤匙	海盐 1/4茶匙	葱花 1汤匙
青梅醋 1汤匙	洋葱粉 1/2茶匙	

将豆腐中的水分沥干。将除葱花以外的所有材料放入搅拌机中，高速搅拌30～60秒至顺滑细腻。最后加入葱花，搅拌均匀即可食用。

 关于大豆产品的食用有很多困惑。一个较流行的说法是所有大豆都是经过基因改造的。让我们来澄清一下。大多数大豆是转基因大豆，但有85%是专门用来饲养牲畜的，其余的则用于商业食品。那些使用非转基因大豆的产品都有明确的标签。大多数非转基因大豆用于制造豆腐、豆浆、天贝、味噌和天然酱油等产品。第二个传言是大豆消费与癌症之间的关联。这个可能源于对大豆含有植物雌激素而不是真正的雌激素这一事实的误解。植物模仿自然人体产生雌激素，但并不完全相同。事实上，经常食用豆腐、味噌和其他豆制品的人被证明可以降低癌症的发生率。人类接触雌激素的最主要途径是食用农场饲养的动物——该激素用于促进牛、猪和鸡的生长。我们唯一要注意的是食用豆浆，特别是对于婴儿，因为未发酵的豆制品很难消化。

经典鹰嘴豆泥

鹰嘴豆泥绝对是我家庭料理的代表食物，几乎每周都能见到它的身影。这道简单的料理不仅口感好，饱腹感强，还对心脏健康至关重要。经典的鹰嘴豆泥配方简单，口感顺滑类似奶油，非常适合作为蘸酱或抹酱，吃起来新鲜又美味！

材料

大蒜 2瓣

熟鹰嘴豆（见第181页）2杯

柠檬皮屑 1个量

柠檬汁 1汤匙

芝麻酱 1/3杯

乌梅酱 1茶匙

白味噌 1汤匙

孜然粉 1茶匙（可不加）

新鲜罗勒叶 4片

水 2汤匙

将所有食材放入料理机打成顺滑状，可以根据需要再加点水调节至需要的稠度。

熟鹰嘴豆

材料 干鹰嘴豆 1杯

　　洗好的鹰嘴豆放入大碗中用水浸泡过夜，然后冲洗沥干，转移到高压锅中。加足量水到鹰嘴豆上方 2 厘米处，大火加热至最大压力，然后转中火煮 50 分钟，关火后让压力自然释放。

2分钟快手午餐：鹰嘴豆泥卷饼

软的玉米饼（或全麦饼）适量　　　　苜蓿芽 适量

鹰嘴豆泥 适量　　　　　　　　　　番茄片 适量

罗马生菜 适量

　　将玉米饼放在一个干燥的工作台上，加入罗马生菜、苜蓿芽和番茄片。最上面加1大勺鹰嘴豆泥，卷成卷饼，横向切成两半即可享用。也可以与皮塔饼搭配，先将饼加热一下口感更好。

莎莎酱（4~6人份）

　　莎莎酱是墨西哥调味酱的经典代表，也被称为莎尔莎酱，尤其适合作为蘸酱食用。可以尝试下这种美味的番茄莎莎酱，味道富有层次且口感浓郁。搭配墨西哥玉米片、玉米馅饼、玉米卷饼一起吃简直是绝配。

材料

圣女果 12个　　　　海盐 1小撮　　　　　　新鲜柠檬汁 1汤匙

红葱头 6个　　　　　辣椒 2个（可不加）　　干迷迭香 1茶匙

大蒜 6瓣　　　　　　青柠皮屑 1汤匙　　　　糙米糖浆 1茶匙

　　将烤箱预热至160℃。将圣女果对半切开，保留皮和瓤，放在铺有烘焙纸的烤盘上，切面朝下。红葱头、大蒜去皮，放在圣女果上并撒海盐。烤45分钟～1小时，直到蔬菜开始变干。让圣女果自然冷却，然后去皮。用锋利的刀将圣女果、红葱头和大蒜切碎，然后转移到搅拌碗中。加入青柠皮屑、柠檬汁、干迷迭香和糙米糖浆。调整味道并拌匀，静置约1小时后食用即可。

Tips

将辣椒（如果使用）在开水中浸泡10分钟，沥干并去梗。纵向切开，除去种子并切碎。加入到莎莎酱中拌匀即可。

牛油果酱 (4~6人份)

这款快速便捷的完美酱料让吐司和薄脆饼干变得更加可口，也可以用芹菜和黄瓜条蘸着吃。请务必使用柔软、成熟的牛油果，这种牛油果的皮很容易剥离，而且果肉也容易被捣碎。

材料

大牛油果 1个（或小牛油果 2个）　　　　乌梅酱 1茶匙

红洋葱 1/4个　　　　　　　　　　　　　柠檬汁 1茶匙

牛油果去皮去核，用叉子弄碎；红洋葱切碎。将所有材料混合均匀即可。可与热的皮塔饼面包和橄榄一起吃。我喜欢用它和一大碗玉米片一起作为玉米饼馅的配菜。

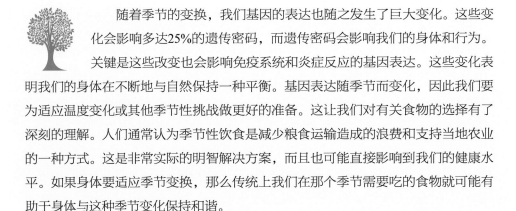

随着季节的变换，我们基因的表达也随之发生了巨大变化。这些变化会影响多达25%的遗传密码，而遗传密码会影响我们的身体和行为。关键是这些改变也会影响免疫系统和炎症反应的基因表达。这些变化表明我们的身体在不断地与自然保持一种平衡。基因表达随季节而变化，因此我们要为适应温度变化或其他季节性挑战做更好的准备。这让我们对有关食物的选择有了深刻的理解。人们通常认为季节性饮食是减少粮食运输造成的浪费和支持当地农业的一种方式。这是非常实际的明智解决方案，而且也可能直接影响到我们的健康水平。如果身体要适应季节变换，那么传统上我们在那个季节需要吃的食物就可能有助于身体与这种季节变化保持和谐。

泰式酱汁（4~6人份）

这是我为一个曾参加过的电视节目制作的酱汁，它获得了剧组所有人的喜爱。它非常适合搭配谷物、沙拉或蔬菜，还可以在有天贝或豆腐的菜肴中使用。

材料

有机芝麻酱 1/2杯	柠檬汁 3汤匙	椰蓉 1/2杯
新鲜生姜汁 1/8杯	酱油 3汤匙	水 1杯
糙米糖浆 1/8杯	大蒜 1瓣	

在搅拌机中将所有材料混合，高速搅拌。根据所需的稠度调整添加的水量。放在冰箱里冷藏保存即可。静置后酱料会变得浓稠，所以每次食用前需要调稀。

脂肪是人体营养的重要组成部分，那么这些脂肪来自何处并且是如何在体内被代谢的呢？现代饮食中的大多数脂肪来自动物，以肉或牛奶、芝士、黄油及其他形式的脂肪存在。饱和脂肪在室温下为固体，植物油是脂肪，但在室温下为液体，通常来自种子或坚果。在过去的几十年中，我们已经深入研究了饮食中油脂的营养意义。结果很有趣，脂肪除了会给我们带来像油炸食物那样的润滑口感外，没有营养上的理由能够支持在食物中添加额外的脂肪。实际上，它们似乎有害。减少动物脂肪的原因是在其中发现了会阻塞动脉的胆固醇（有关更多信息，请参见第220页）。植物油也会产生问题，事实是，所有植物油都会导致血液"淤堵"。这是因为过量的脂肪包裹住细胞从而抑制了血液循环。坚果和种子可以提供改善血液循环和健康所需要的所有脂肪。我做菜时不使用油，但是做出的食物味道和口感依然很棒。

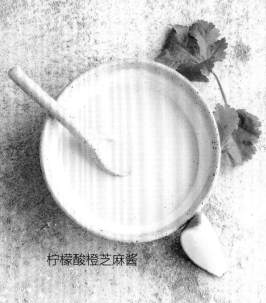
柠檬酸橙芝麻酱

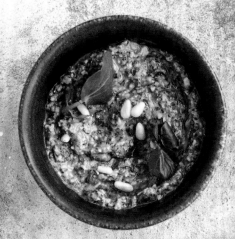
罗勒西洋菜青酱

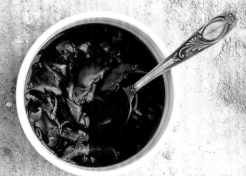
香菇汁

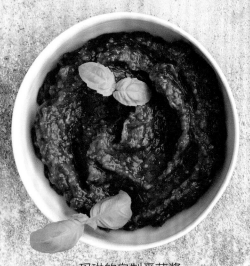
玛琳的自制番茄酱

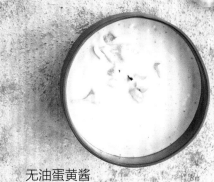
无油蛋黄酱

罗勒西洋菜青酱（4~6人份）

你可以在15分钟之内做好这道美味的青酱——这是做一顿快餐的最佳选择。核桃和西洋菜将是所有你做过的青酱里最绝妙的组合。我经常变化的另一种青酱做法是加入芝麻菜和葵花子仁。所有这些食材都将为你的菜肴增添清新的口感。

材料

西洋菜 3杯	大蒜 2瓣	大蒜粉 1/2茶匙
新鲜罗勒叶 2杯	柠檬汁 1汤匙	洋葱粉 1/2茶匙
松子 1/2杯	水 1杯	乌梅粉 1汤匙
核桃 1/2杯	白味噌 3汤匙	
大牛油果 1个	营养酵母粉 3汤匙	

牛油果去皮去核，大蒜切碎。将所有食材放入食物料理机中，用脉冲模式搅打至所需的稠度，根据情况调整水量。

农业是造成地下水、蓄水层、湖泊、水库和河流污染的主要原因。常规农业造成的破坏不仅杀死土壤，还污染了海洋。化肥和其他农业毒素污染水道，并杀死湖泊和河流中的生命。当这种有毒的水进入河流和海洋时，便会杀死水生生物，形成"死亡区域"。目前，在全世界海洋中有超过400个这样的死亡区域，除藻类以外，其他任何生命都无法生存。废物和氨转化为硝酸盐，造成氧气减少并杀死了许多水生动物。这就是我们要支持本地有机农场和食品生产商的众多原因之一。

柠檬酸橙芝麻酱（4~6人份）

材料

白味噌 2汤匙	有机白芝麻酱 2汤匙	柠檬汁 1茶匙

青柠檬皮屑 1个量	干牛至叶 1/2茶匙	酱油 适量
糙米糖浆 1茶匙	芹菜籽 1小撮	水 适量
乌梅粉 1茶匙		

在一个小碗里将除水以外的所有材料混合搅拌，逐量加水至酱汁变得浓稠顺滑。

 我们的肠道是个非常脆弱的生态系统，肠道菌群中健康细菌的数量比我们体内细胞的数量还多。当这个生态系统健康时，消化道就可以适当平衡胃酸和细菌。肠道菌群紊乱可能导致头痛、情绪问题、体重增加、痛经、疲劳、背部疼痛、频繁感冒、雌激素占优势等。如果你的消化系统状态欠佳，那么一切都会受到影响。肠道内壁实际上是免疫系统的一部分，这是抵御可能导致你生病的有害生物的第一道防线。

除了大脑和脊髓的中枢神经系统外，肠道中还有一个称为肠脑的神经系统，它可以与大脑互相传递信号。如果你感到焦虑、沮丧或压力大，则可能会发现对食物的需求与平日有所不同或消化功能下降，因为压力激素可以关闭消化功能。当你意识到自己的肠道内还有第二个"大脑"时，"相信你的肠道"和"直觉"这两个词就变得有意义了。

玛琳的自制番茄酱（4杯量）

这款基础的番茄酱几乎可以搭配所有食物。它非常适合比萨饼、通心粉或美味的千层面。我一次会做很多然后分成小份冷冻保存。

Tips

如果没有时间，你也可以买市售的有机番茄酱。

材料

大蒜 3瓣	胡萝卜 1个	香叶 2片
洋葱 1个	干罗勒叶 1茶匙	新鲜罗勒叶 4片
海盐 1小撮	干牛至叶 1茶匙	
有机番茄 12个	营养酵母粉 1汤匙	

大蒜切末，洋葱、番茄、胡萝卜切丁，新鲜罗勒叶切碎。在厚底锅中，将少许水加热，然后将大蒜和洋葱放入锅里翻炒5分钟，加入1小撮盐可引出洋葱的甜味。加入番茄、胡萝卜、干罗勒叶、干牛至叶、营养酵母粉和香叶。大火煮沸，转小火继续煮40分钟。取出香叶，加入切碎的新鲜罗勒叶，再煮约10分钟。使用手持搅拌棒在锅中搅拌几分钟，使酱汁变得浓稠。新鲜罗勒叶也可以在搅拌后再放。

香菇汁（4~6人份）

这道香菇汁味道浓郁，适合一年中的任何季节。将这种甜美、低脂的香菇汁佐以土豆泥、惠灵顿或牧羊人派就是完美的一餐。它制作简单，品尝起来回味无穷。

材料

长10厘米的海带 1块	洋葱 1个	味醂 2汤匙
干香菇 3朵	大蒜 2瓣	干百里香 1/2茶匙
水 3杯	葛根粉 2汤匙	
新鲜香菇薄片 2杯	酱油 2汤匙	

将海带和干香菇在3杯水中浸泡30分钟。洋葱切丁，大蒜切末。将香菇从水中取出并切成薄片，将香菇梗与海带放置待用，保留浸泡水。在平底锅中加热少许水，加入浸泡后的香菇、新鲜香菇薄片、洋葱、大蒜，中火翻炒约5分钟。将葛根粉溶解在2汤匙水中，倒入锅中并不断搅拌，同时缓慢加入浸泡过的海带和浸泡水，持续搅拌直到酱汁开始变得浓稠。加入酱油、味醂和干百里香，小火煮15分钟。如有需要，可用搅拌机打成奶油状。

现代科学为我们提供了许多关于人类生病过程的重要信息，但这并不意味着土著文化和古代社会对此一无所知，原始人了解人类生活与环境之间的亲密关系。几个世纪以来，他们获得了对诸如干香菇和栗蘑之类的植物营养和疗愈特性的宝贵经验。有许多基于传统草药的现代药物是通过中国、印度和世界各地其他多种文化获得的，我们掌握了针对疟疾、认知功能障碍和许多常见疾病的治疗方法。麻黄碱就是一个很好的例子，它用于治疗哮喘，在中国已有数千年的历史。

无油蛋黄酱（2杯量）

这种淡淡的纯素蛋黄酱口感顺滑，带有浓郁的甜味且无油。腰果具有令人难以置信的丝滑般质感。试试用这个美味的蛋黄酱搭配三明治、土豆沙拉等!

材料

腰果 3/4杯	大藏芥末酱 1茶匙	琼脂粉 4茶匙
豆浆 1杯	柠檬汁 1茶匙	葛根粉（或玉米淀粉）3汤匙
苹果醋 2汤匙	海盐 1/4茶匙	冷水 3/4杯

腰果提前浸泡一夜，冲洗并沥干，和豆浆、苹果醋、大藏芥末酱、柠檬汁、海盐、琼脂粉一起放入搅拌机中，搅打成奶油状待用。将葛根粉或玉米淀粉溶解在3/4杯冷水中，然后将其倒入一个小汤锅中，用非常小的火煮沸，其间不停地搅拌。当混合物变成半透明、浓稠并光滑时，离火。将它倒入搅拌机中，和刚打好的腰果奶油再搅拌一次，直到顺滑。倒入储物罐中并冷藏至少4小时。蛋黄酱在冷却时会继续变稠。

甜点

谁说你不能享受蛋糕呢？肯定不是我。欢迎来到纯素无负担的甜品世界！你在本章节里能够找到的所有食谱都通过了挑剔的甜点迷的测试。我们大多数人都是糖的爱好者。甜味感受器就在舌尖上，它如此竭尽全力地想要满足自己。让我来告诉你如何用健康的食物来满足这种欲望。

这些甜点只使用天然有机食材，并且营养价值很高。有些食谱是每天都可以享用的，例如苹果酱、寒天果冻或一些小零食。其他的则适合在特殊场合食用。即使预算很低也能经常吃。我和比尔都喜欢非常简单的甜点，但是当我们有家人和朋友共进晚餐时，花点特别的小心思再好不过了。

需要特别注意的是，如果你有减肥需求，则应注意口感较丰富的甜点相比清淡的甜点热量密度更高。

我只使用对土壤和地球友好的有机公平贸易食材。请注意你的食材的来源。

这是我家的常备甜点，它可以让你尽享渴望吃糖的愿望。

苹果是一种高膳食纤维、低热量的水果，它富含重要的抗氧化剂类黄酮。苹果中的植物营养素和抗氧化剂可能有助于降低罹患癌症、高血压、糖尿病和心脏病的风险。

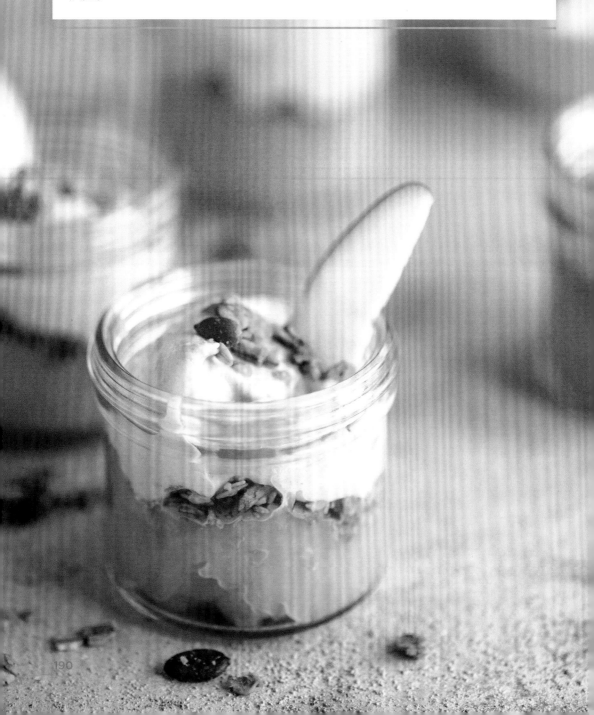

生姜苹果泥配腰果奶油和格兰诺拉麦片（8人份）

苹果酱可以用去皮的苹果和各种香料制成，通常会添加调味或甜味剂，例如大米糖浆或肉桂。这是我最喜欢的甜点，我会直接用罐子吃。我只在有客人到访时才会做些装饰，平时我和比尔的口味很简单。

并佐以腰果奶油、香脆的格兰诺拉麦片和新鲜苹果片，便成了这道可口、轻负担的甜点。

生态学的一个重要组成部分是研究我们如何对待生活的这个世界。解决我们所有环境问题的方法都基于一个简单的想法。我们对于生命网的大多数态度是数百年前形成的。有时，这些想法是由必要性驱使的，但大部分是由迷信引起的。随着时间的流逝，迷信会转化为神话，并培养成思想和行动习惯。将动物用于饮食、服装和娱乐等活动表明，我们没有考虑过这种习惯对生活本身所产生的影响。动物是有感情的，这意味着它们有感觉。它们想要生活，能感到痛苦，它们彼此之间有亲情关系，甚至能表现出同情心。我们没有必要为了满足自己的快乐而将痛苦和死亡施加给动物。

材料

苹果酱

- 有机苹果 4个
- 苹果汁 2汤匙
- 海盐 1小撮
- 新鲜生姜汁 1茶匙

装饰

- 腰果奶油（见下方）
- 格兰诺拉麦片（见第49页）适量
- 新鲜苹果片 适量

洗净苹果后去皮去核，切成适口大小的块。将其放入装有少量水或苹果汁的锅中，然后加入1小撮海盐，用小火煮至水果变软。苹果煮熟后，用土豆捣泥器捣成泥或用手持搅拌机搅打成奶油状。拌入新鲜的生姜汁，

腰果奶油

材料 腰果 1杯　水 1/2杯
去核椰枣 2个　香草精 1/2茶匙

腰果用水浸泡一夜，用冷水冲洗并沥干，转移到搅拌机中，然后添加椰枣和香草精。倒入 1/2 杯冷水高速混合两三分钟，直到打成非常光滑的奶油状。如有必要，可添加更多的水。盖好并冷藏直到准备使用。奶油冷却后会变稠。

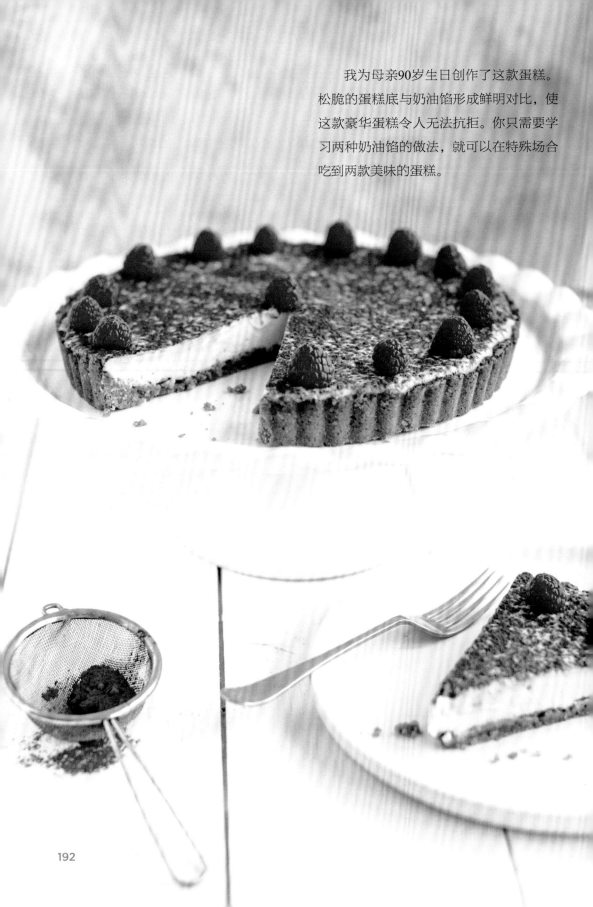

我为母亲90岁生日创作了这款蛋糕。松脆的蛋糕底与奶油馅形成鲜明对比，使这款豪华蛋糕令人无法抗拒。你只需要学习两种奶油馅的做法，就可以在特殊场合吃到两款美味的蛋糕。

献给母亲的黑白巧克力蛋糕（8人份）

材料（燕麦或藜麦坚果饼底）

　燕麦粉（或藜麦粉）1杯

　碧根果 2杯

　亚麻籽粉 2汤匙

　肉桂粉 1/2茶匙

　海盐 1/4茶匙

　糙米糖浆 1/4杯

　将烤箱预热至180℃。将2杯碧根果放入食物料理机中搅拌，直到它们开始结块并释放油脂。将搅打好的碧根果放入一个大碗中，然后与除糙米糖浆以外的其他所有材料混合。在一个小平底锅中加热糙米糖浆以降低其黏度，然后倒入干粉混合物中，充分搅拌，用双手反复挤压面团，使其逐渐融为一体，将其揉成球形。如果太干，可以加一点水。将面团转移到一个9英寸的派盘中，将面团均匀地铺开，再用手指用力向下按，使其沿侧面向上抬起，并尽可能用力按压。用叉子在饼底上扎孔。放入烤箱烘烤10~12分钟，直到略微金黄。从烤箱中取出，放在烤架上冷却。

材料（奶油蛋糕馅）

　腰果 1½杯

　杏仁奶 1杯

　琼脂粉 2汤匙

　葛根粉 3汤匙

　水 4汤匙

　枫糖浆（或糙米糖浆）1/2杯

　香草精 1汤匙

　柠檬汁 2汤匙

　可可粉 适量

　新鲜树莓 适量

　葛根粉溶解在4汤匙水中。腰果提前浸泡一夜，沥干，用冷水冲洗后放入搅拌机，放置待用。将杏仁奶倒入一个小锅中，并加入琼脂粉，放置几分钟使琼脂溶解。转中小火，倒入葛根粉溶液，不断搅拌以避免结块。变得稍微黏稠后从火上移开，倒入搅拌机中。加入除可可粉和树莓以外的所有材料，然后高速搅拌至顺滑。倒在冷却的饼底上，静置10分钟。撒上可可粉，放入冰箱。定形后取出，用新鲜树莓装饰即可。

另一种奶油蛋糕馅

　可可脂 1/2杯

　腰果（处理方式见上方）1½杯

　杏仁奶 1杯

　枫糖浆（或糙米糖浆）1/2杯

　香草精 1汤匙

　柠檬汁 2汤匙

　可可粉 适量

　将可可脂放在小锅中，小火加热至化开，倒入搅拌机中。加入除可可粉以外的其他材料并搅拌均匀。最后用可可粉装饰。

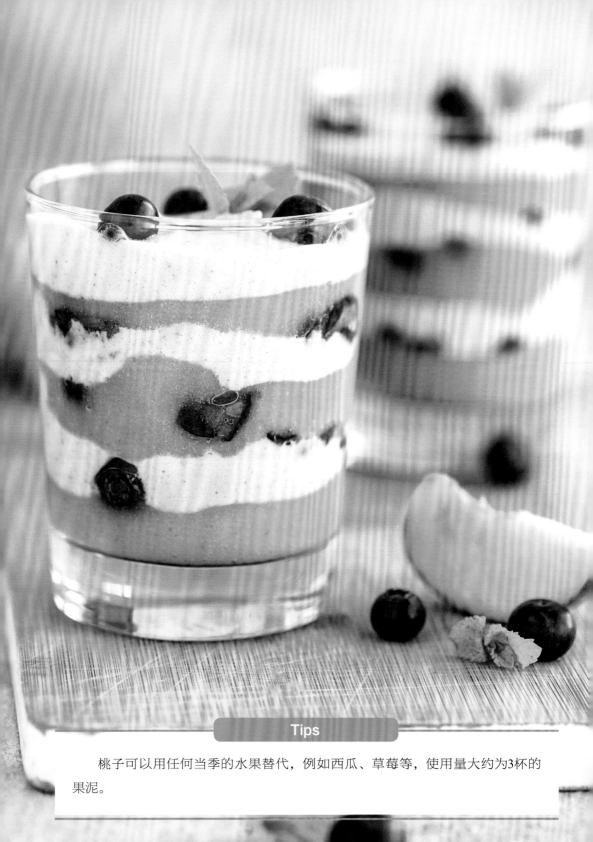

桃子寒天果冻配椰枣奶油（4~6人份）

寒天（Kanten）是一种日本甜点，有点像果冻或布丁。它由琼脂粉制成，琼脂是一种凝胶状物质，来自几种干海藻。这是一种自然平衡经典甜点，这道健康的甜点含有琼脂片中的天然纤维。

材料

寒天

桃子 6个	琼脂片 3汤匙
椰枣 3个	海盐 1小撮
苹果汁 1杯	

装饰

- 椰枣奶油（见下方）适量
- 新鲜蓝莓 适量
- 新鲜薄荷叶 适量

将成熟的桃子在沸水中先浸泡30秒，然后移至冰水中，可以轻松去除桃子的表皮。去掉桃核，将果肉放入搅拌机。可得到约3杯桃子泥，再将去核后的椰枣放入搅拌机。在一个小锅中，将苹果汁、琼脂片和海盐煮沸，转小火继续煮5分钟，其间不时地搅拌，再倒入搅拌机中和其他食材一起搅拌至奶油状。分装到单独的容器里，放入冰箱冷藏凝固。上面放些椰枣奶油和新鲜的浆果，用1小撮新鲜薄荷装饰即可。

T. 柯林·坎贝尔在2005年出版了《救命饮食：中国健康调查报告》（英文版）。对于任何想了解健康的纯素饮食背后科学的人来说，这是一本"必读"书籍。坎贝尔教授的一生都致力于研究饮食与疾病（尤其是癌症）之间的关系。他在政府机构和康奈尔大学（Cornell University）的工作涵盖了实验室和流行病学研究。他的部分工作重点在于研究酪蛋白（一种牛奶中发现的蛋白质）刺激癌症生长的方式，以及植物性饮食如何杀死癌细胞。有很多植物奶可供选择，无论你有什么需求，我都可以为你提供基于植物的替代方案。

椰枣奶油

材料 腰果 1/2杯　杏仁奶（或水）4汤匙　椰枣 3个　柠檬汁 1/4茶匙　香草精 1/4茶匙

椰枣去核。腰果提前浸泡一夜，沥干并将制作椰枣奶油的所有材料放入搅拌机中，高速搅打至奶油状。中途可能需要暂停几次，用刮刀把边上的材料刮到刀片位置。

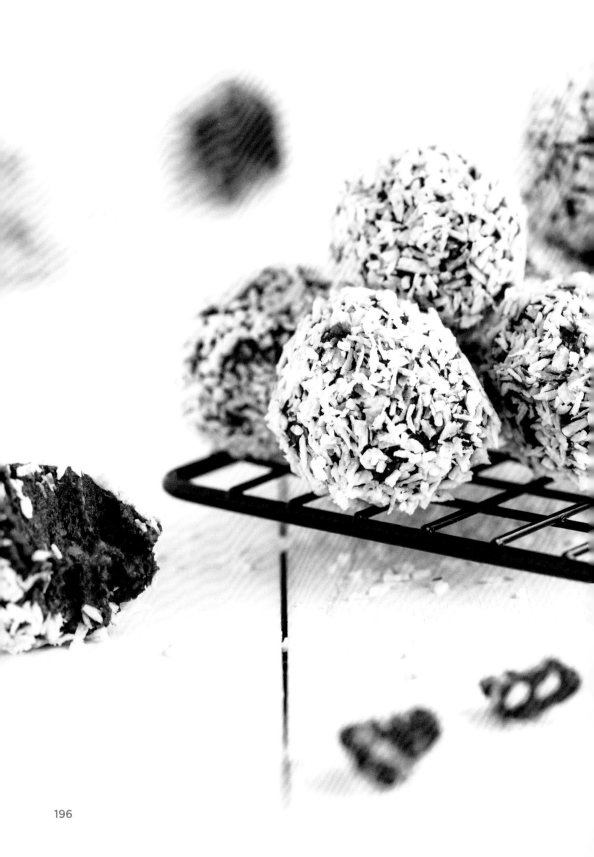

巧克力红豆能量球（24个）

为什么要用红豆做这道甜点？除了令人惊叹的口感之外，红豆的蛋白质和纤维含量很高。它们是富含钙、磷和镁的低脂植物性食物。它们的可溶性纤维可以帮助稳定胆固醇水平、改善消化系统的健康，让身体保持长久的饱腹感，是真正美味又健康的选择。

材料

熟红豆（见第65页）1杯　　　　可可粉 3汤匙

碧根果 1杯　　　　　　　　　香草精 1/4茶匙

椰枣 8个　　　　　　　　　　椰蓉 适量

将除椰蓉以外的所有材料混合，并放入食物料理机中，搅拌至奶油状。中途可能需要暂停几次，用刮刀把边上的材料刮到刀片位置。用茶匙舀出小份并滚成球形。将能量球放入盛有椰蓉的碗中，摇匀直至都沾满椰蓉。在冰箱中冷藏几个小时后即可食用。将它们冷冻起来也好很吃。也可以使用罐装红豆以节省时间。

 在许多文化中，"因果"的概念被视为自然法则。这是一个实际的想法，一点也不神秘。我们的一切行为都会波及全世界，并影响我们的健康和福祉。我们常常认为我们可以逃避因果报应，因为有些行动的结果不是立竿见影的。想一想我们知道的所有有害但继续食用的食物。我们可能知道乳制品和糖是对健康不好的，但我们仍继续食用它们，因为我们没有看到直接的影响。随着时间的流逝，阻塞的鼻窦或关节发炎可能是一种"回报"，但是我们并没有将原因和后果联系起来。"种瓜得瓜，种豆得豆。"检验这一点最好、最简单的方法就是尝试几个月的人类生态饮食法，然后观察自身的感觉。本书后面的"人类生态饮食——未来营养学"一章中包含的信息涵盖了你需要了解的有关如何用健康食品代替有害食品的所有信息。

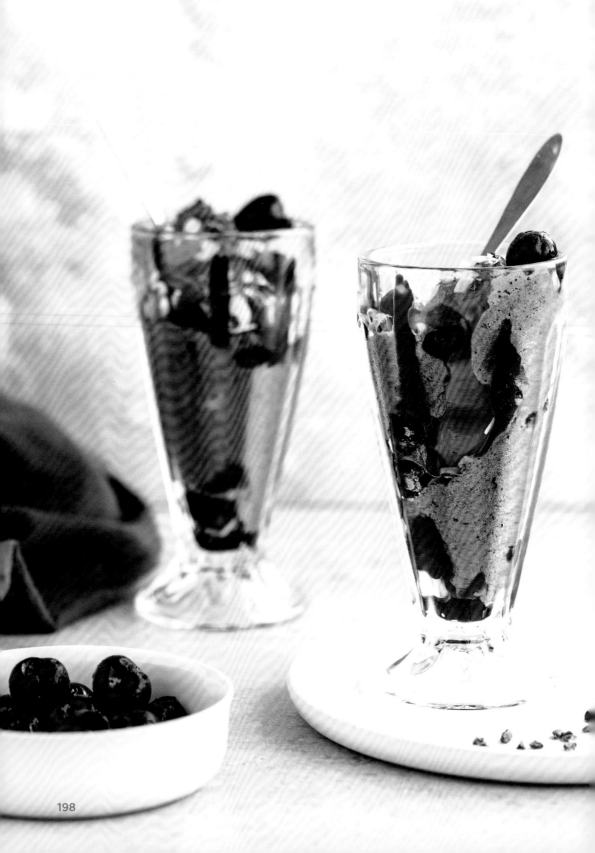

甜樱桃冰激凌配巧克力酱（4~6人份）

樱桃一般有两种味道：酸和甜。樱桃和巧克力的搭配不是创新的或革命性的风味组合，但是当我们将美丽的有机甜樱桃与少许巧克力酱一起食用时，冰激凌将变成让人沉迷的可口味道。

材料（甜樱桃冰激凌）

香蕉片 2杯　　　　　植物奶 2汤匙　　　　　新鲜薄荷 适量

冷冻樱桃 2杯　　　　香草精 1/4茶匙

将香蕉去皮切成薄片，然后放入冷冻袋中冷冻一夜。从袋子中取出，让香蕉在加工前静置几分钟。将除薄荷以外的所有食材放入食物料理机中，用脉冲模式搅拌至浓稠的奶油状。

Tips

如果使用搅拌机，请从低速开始，然后提高速度，并使用搅拌棒将冷冻水果往下压。你可能需要向搅拌机中添加几汤匙植物奶或水。转速提高到最大，继续使用搅拌棒将食材推往刀片方向，搅打到呈浓密和奶油状的质地。你可以添加其他浆果和冷冻水果以获得奇妙的色彩和不同的口味。立即搭配一些新鲜水果或巧克力酱一起食用。用1小撮新鲜薄荷装饰即可。

材料（快手巧克力酱）

糙米糖浆 1/4杯

可可粉 2汤匙

香草精 1/2茶匙

在一个小碗中，将所有材料混合即可。倒入密封的瓶子中冷藏保存，可以用作冰激凌或其他甜点的装饰。

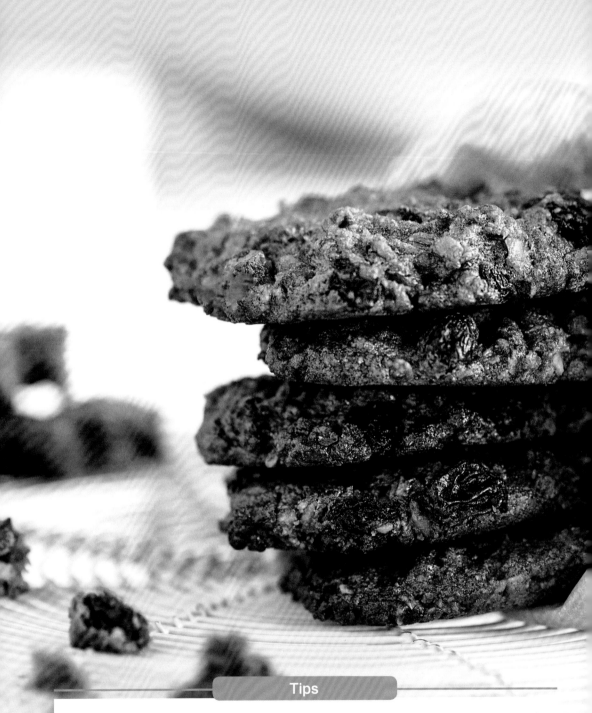

苹果奶油是苹果酱的一种高度浓缩形式，它是将苹果连同苹果汁或水经长时间、缓慢地烹煮而制成的，苹果中的糖在烹煮过程中焦糖化，使苹果奶油变成深褐色。高浓度糖使苹果酱的保存期比苹果酱更长。

燕麦核桃饼干（16~18个）

这是一道非常有益健康的全食物点心，其脂肪和糖分含量均低于大多数超市里购买的饼干，其中的燕麦片和葡萄干可以提供更多的营养和风味。我的许多曲奇都会添加水果和香料，而不是多余的糖和脂肪。

材料

干性食材

- 燕麦 1½杯
- 全麦粉 3/4杯
- 未漂白面粉（或杏仁粉）3/4杯
- 泡打粉 1茶匙
- 海盐 1/4茶匙
- 烤核桃 1杯

湿性食材

- 苹果奶油 2汤匙
- 麦芽糖（或糙米糖浆）1/2杯
- 橙子皮屑 1个量
- 橙汁 1/2杯
- 新鲜生姜汁 1汤匙
- 香草精 1茶匙
- 葡萄干 3/4杯

将烤箱预热至170℃，烤核桃切碎。在一个大碗中，混合所有干性食材。在一个较小的碗中，将湿性材料混合拌匀，然后拌入干性食材中。将1大汤匙面团转移到铺有烘焙纸的烤盘上，每个面团之间至少留出2厘米。用叉子的背面将面团压平，使其圆整。将叉子浸入水中以防止面糊黏附。烘烤20~25分钟，直到边缘和底面变金黄。从烤箱中取出，放在架子上冷却。

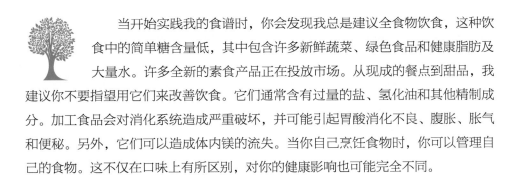

当开始实践我的食谱时，你会发现我总是建议全食物饮食，这种饮食中的简单糖含量低，其中包含许多新鲜蔬菜、绿色食品和健康脂肪及大量水。许多全新的素食产品正在投放市场。从现成的餐点到甜品，我建议你不要指望用它们来改善饮食。它们通常含有过量的盐、氢化油和其他精制成分。加工食品会对消化系统造成严重破坏，并可能引起胃酸消化不良、腹胀、胀气和便秘。另外，它们可以造成体内镁的流失。当你自己烹饪食物时，你可以管理自己的食物。这不仅在口味上有所区别，对你的健康影响也可能完全不同。

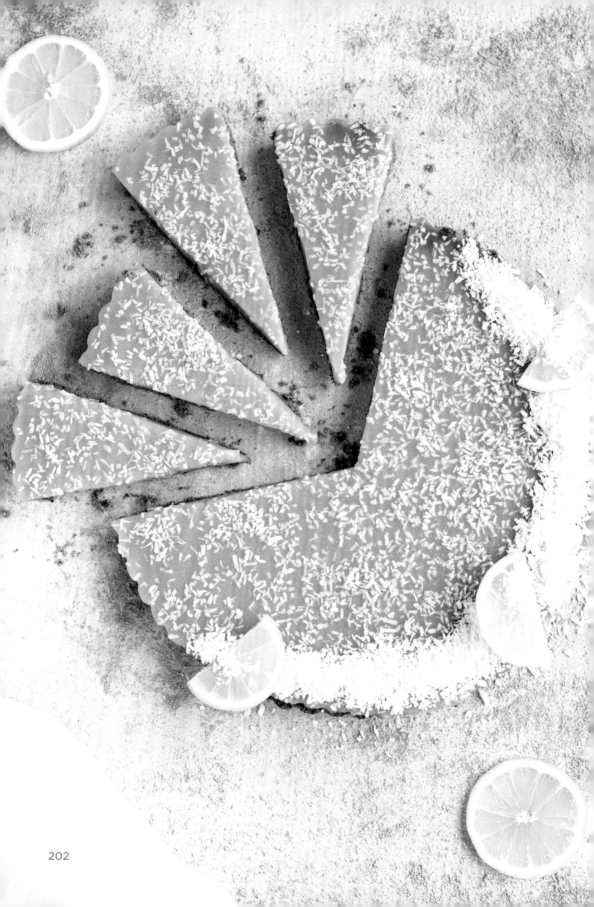

柠檬挞 (8人份)

这款柠檬挞是优雅晚宴的一个完美收官！我花了很多时间尝试制作各种可以想象到的柠檬挞。我的目标是创造出完美的质地和口感。结果就有了这个版本，奶油挞底和馅料完美地融合。挞底与黑白巧克力蛋糕中的蛋糕底相同。

材料（燕麦或藜麦坚果饼底）

燕麦粉（或藜麦粉）1杯	肉桂粉 1/2茶匙
碧根果 2杯	海盐 1/4茶匙
亚麻籽粉 1汤匙	糙米糖浆 1/4杯

将烤箱预热至180℃，将2杯碧根果放入食物料理机中搅拌，直到它们开始结块并释放油脂。将搅打好的碧根果放入一个大碗中，然后与除糙米糖浆以外的其他所有材料混合。在一个小平底锅中加热糙米糖浆以降低其黏度，然后倒入干粉混合物中，充分搅拌，用双手反复挤压面团，使其逐渐融为一体，将其揉成球形。如果太干，可以加一点水。将面团转移到一个9英寸的派盘中，将面团均匀地铺开，再用手指用力向下按，使其沿侧面向上抬起，并尽可能用力按压。用叉子在饼底上扎孔。放入烤箱烘烤10～12分钟，直到略微金黄。从烤箱中取出，放在烤架上冷却。

材料（填馅）

浓椰浆 3/4杯	琼脂粉 1/2汤匙
新鲜柠檬汁 1/3杯	葛根粉 1汤匙
柠檬皮屑 1/2汤匙	水 1/4杯
枫糖浆（或糙米糖浆）1杯	椰蓉 适量

将椰浆、柠檬汁、柠檬皮屑、枫糖浆和琼脂粉一起倒入一个平底锅中搅拌。在一个小碗中，将葛根粉和1/4杯水混合成糊状，然后倒入平底锅中，并用小火加热至略微沸腾，不断搅拌以避免结块。混合物变稠后关火，冷却一两分钟，倒入准备好的挞底中并撒上椰蓉，自然冷却。放入冰箱冷藏至少2小时（我习惯放置过夜）。取出切分成小块，搭配一些季节性水果（比如新鲜的甜草莓）一起食用即可。

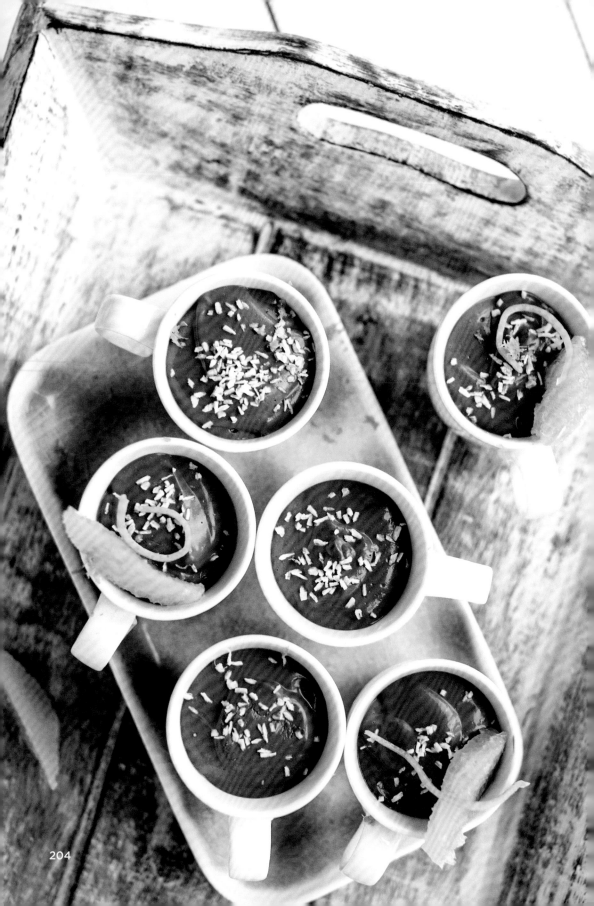

迷你香橙巧克力罐（6人份）

这是一款味道迷人的甜点，带有少许橙子香味。它的制作方法非常简单，效果还出乎意料的好，尤其是搭配新鲜橙片一起食用时。我建议将巧克力罐在冰箱中放置一晚后食用，味道更浓，但该食谱也可以在当天制作，现做现吃。

材料

可可（cocoa）含量100%的巧克力 120克

嫩豆腐 300克

枫糖浆 1/4杯

米奶 1/4杯

柠檬汁 1茶匙

芝麻酱 1汤匙

纯香橙精油 1/4茶匙

香草精 1/4茶匙

新鲜橙子切片 适量

椰蓉 适量

将一个不锈钢碗坐入盛有少许沸水的平底锅中。将巧克力掰成小块后放进碗里，用勺子搅拌至化开，然后离火。将除新鲜橙子切片和椰蓉以外的所有材料放入搅拌机，搅打至呈奶油状，分装到几个小杯里，放入冰箱冷却至凝固。搭配橙子切片食用，并用椰蓉装饰即可。

Tips

我使用的有机绢豆腐仅由三种成分制成，即有机全大豆、富士山的泉水和卤盐（一种天然的富含矿物质的凝结剂，来自于海水），其质地和口感比其他嫩豆腐更丰富，它具有丝绸般柔软、光滑的质地，同时能保持坚挺。这种豆腐富含蛋白质，脂肪含量低，是我烹饪课上的主要食材。我经常用这种豆腐来制作奶油沙司和甜点，做炒豆腐这道菜的口感最好。

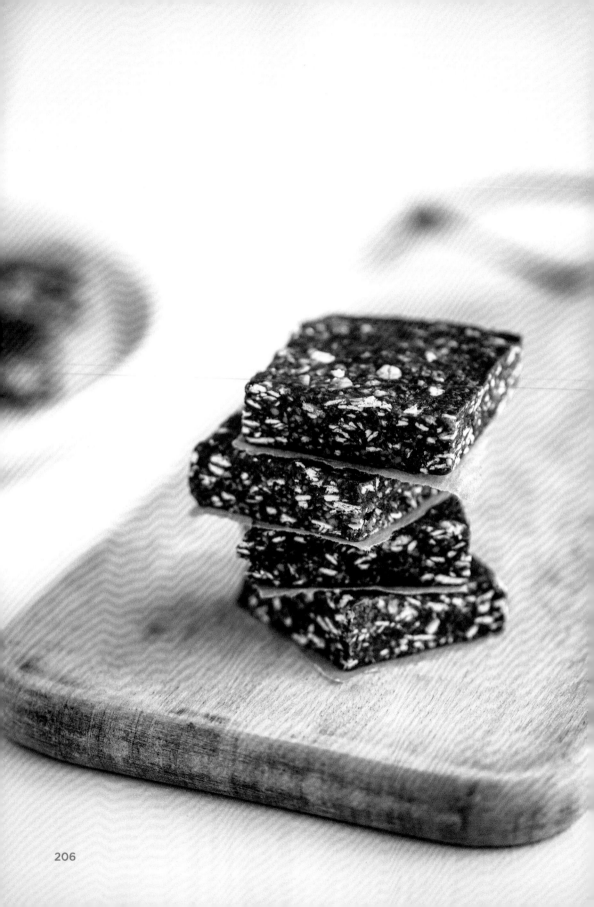

甜蜜能量棒（32块）

经过多次尝试和测试，我的能量棒决定以这个系列命名。每次当我继续创作下一个食谱时，比尔都特别高兴，他在品尝很多我研发的食谱后，还是最喜欢经典的苹果酱。

这道甜点非常适合作为派对小吃，因此，我做了比较多的分量。孩子们也喜欢参与它的制作过程。你可以根据自己的情况减少分量。这些能量棒在密封的容器中可保存数周，也可以冷冻保存。

材料

生燕麦片 3杯　　　　　　　　杏仁酱（或花生酱）1/2杯

椰枣 16颗　　　　　　　　　糙米糖浆 1/2杯

碧根果（或杏仁、核桃）2杯　去核火麻仁 1/4杯

巧克力碎 1/2杯　　　　　　　南瓜子仁 1/4杯

将烤箱预热至180℃，椰枣去核。将生燕麦片放在烤盘上，烤15～20分钟至呈金黄色。将椰枣、碧根果和巧克力碎放入食物料理机中，用脉动模式搅打至黏稠，再转移到一个大碗里，加入烤燕麦、去壳火麻仁和南瓜子仁。在平底锅中用小火将杏仁酱和糙米糖浆煮至化开，然后拌入混合物，用手挤压形成有黏性的面团。将烘焙纸铺在边长20厘米的正方形烤盘上，将揉好的面团放入烤盘中，用手压平。盖上保鲜膜，放置在冰箱中冷藏20～30分钟以定形。取出，将其转移到砧板上，去除烘焙纸，切成适口大小的条状。

　食品添加剂常被用来美化我们吃的食物，它们使食物的味道、气味和外观与实际大不相同。如今有多达数千种的化学添加剂可用于加工食品，有些化学添加剂中的某些成分天然存在于我们的食物中，几百年来一直被当作调味剂或防腐剂使用；然而大多数化学添加剂不是这样。我们的身体在进化的过程中从未遇到过它们，当然不包括在超市购买的商品。吃完整的天然食物，你的身体将知道如何处理它们。为什么要让自己变成实验的一部分呢？

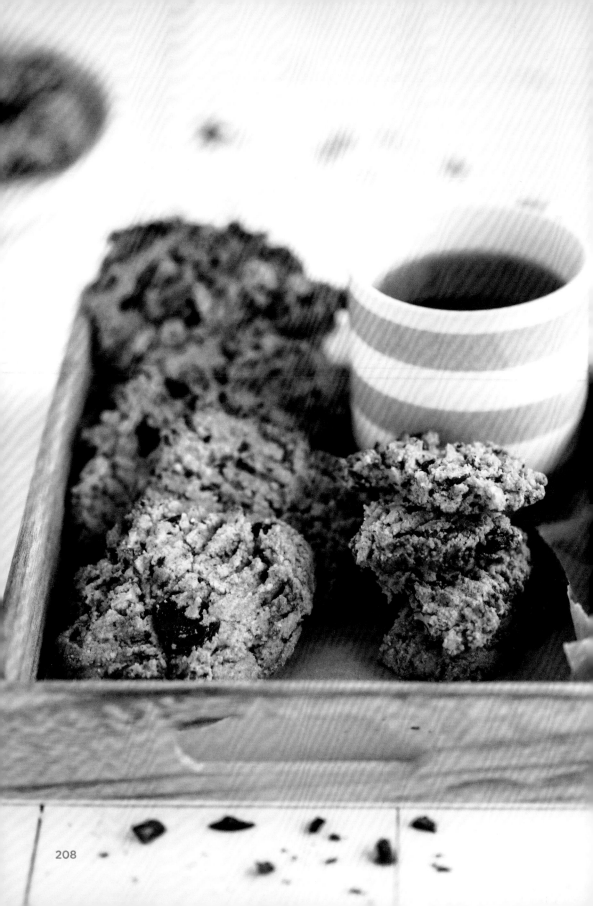

巧克力葡萄干曲奇（16个）

几十年来，我每次开课时都会做许多健康的创意饼干供学生享用。大人和孩子都喜欢这些酥脆耐嚼的饼干，你无需牺牲营养就可以给自己或家人带来美味的享受。这些曲奇饼干很适合带到学校或办公室吃。

材料

干性食材
- 去皮杏仁粉 3杯
- 海盐 1/4茶匙
- 食用小苏打 1/2茶匙
- 切碎的碧根果（或其他坚果）1/2杯（可不加）
- 甜谷物巧克力片 1/4杯

湿性食材
- 葡萄干 1/4杯
- 苹果酱 1汤匙
- 糙米糖浆（或枫糖浆）1/2杯
- 香草精 1茶匙

将烤箱预热至170℃。将所有干性食材放入中号搅拌碗中。在一个小碗中，将所有湿性食材搅拌在一起，然后将其倒入盛有干性食材的碗中，制成面糊。用汤匙舀一坨面糊放在铺有烘焙纸的烤盘上，每坨面糊之间至少留出2厘米的空间。用叉子的背面将面团弄平，使其变得圆整，将叉子蘸水以防止黏附。放入烤箱烘烤10分钟，或直到变成金黄色。在烤架上冷却并食用。去皮的杏仁粉使这些饼干具有"黄油味"的美味。

如果想做成三层或四层蛋糕，可以多烤一两片蛋糕坯。

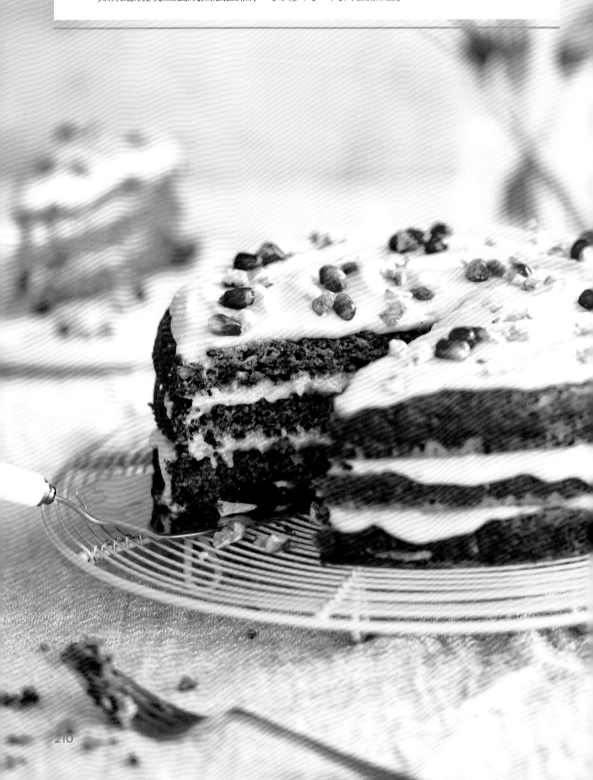

胡萝卜蛋糕配柠檬糖霜（8人份）

这是个很棒的胡萝卜蛋糕配方，做法超级简单。核桃增加了香脆的口感，但如果你不喜欢坚果也可以不放。配上超奶油质地的柠檬糖霜，你绝对会爱上这个口感湿润的胡萝卜蛋糕。

材料

干性食材
- 普通面粉 1杯
- 全麦面粉 1杯
- 肉桂粉 1茶匙
- 海盐 1/2茶匙
- 肉豆蔻粉 1/2茶匙
- 泡打粉 2茶匙
- 苏打粉 2茶匙

湿性食材
- 葡萄干 1/2杯
- 新鲜橙汁 1/2杯
- 枫糖浆 1杯
- 苹果酱 1汤匙
- 燕麦奶（或豆奶）1/2杯
- 香草精 1/2茶匙
- 苹果醋 1茶匙
- 磨碎的胡萝卜 2杯
- 核桃碎 1/2杯

柠檬糖霜
- 腰果 2杯
- 柠檬汁 2汤匙
- 海盐 1小撮
- 枫糖浆（或糙米糖浆）1杯
- 乌梅粉 1/2茶匙
- 香草精 1茶匙

装饰
- 烤核桃 适量
- 石榴子 适量

腰果提前浸泡一夜，沥干。将制作柠檬糖霜的所有材料放入食物料理机中，混合搅拌至顺滑。然后转移到有盖的容器中，放入冰箱中冷却。

用烘焙纸剪出2个直径20厘米的圆，铺入2个圆形蛋糕模具的底部。将葡萄干在橙汁中浸泡15分钟。将烤箱预热至170℃。用网筛将所有干性食材筛入一个大碗中。将苹果酱、枫糖浆、燕麦奶、香草精、苹果醋和2汤匙橙汁放入一个小碗，混合搅拌均匀，然后连同葡萄干和胡萝卜一起倒入盛有干性食材的碗中，再次搅拌混合。倒入

核桃碎。将做好的蛋糕糊分别倒入2个蛋糕模具中。

将2个蛋糕磨具放入烤箱中层，烘烤30分钟。取出放在烤架上冷却，然后将它们倒置到盘子上。脱模，剥去烘焙纸，放在烤架上完全冷却。在其中一块蛋糕的顶部涂抹一层柠檬糖霜，把另一片蛋糕放在上面，将剩余的糖霜抹在顶部，如果喜欢，还可以将糖霜抹在蛋糕周围。用烤核桃片和石榴子装饰。在冰箱中冷却至少2个小时，享用时切成薄片即可。

我们的身体会告诉我们应该吃什么。如果我们在丛林中发现了一种从未见过的新动物，那么我们要问的第一个问题就是"它是吃什么的？"知道动物吃什么可以让你深入了解其真实本性、生存方式、生活习性以及与环境的关系等。能够清楚反应动物食性的一个方面是消化系统，从口腔到肠道的情况能够反映出它的饮食史。当我们以这种方式看待人类时，结果令人震惊。人类的牙齿仅适用于磨碎和切割，不能撕裂，这是草食动物的特征。我们的唾液旨在消化碳水化合物，而我们的胃酸只有肉食动物的十分之一。我们的肠道显然更适合消化植物性食物而非肉类。我们只是被与生物学事实相矛盾的人类进化观所绑架。

水果和蔬菜在送到你面前时通常都经过了长途跋涉。吃当地和当季的食物通常是为了减少食物浪费，并减少运输对环境的影响，这两个严重的问题都应该纳入人类营养的讨论中。国际食品流通是一种混乱、昂贵且浪费的行为。例如从挪威捕获的鳕鱼被运到中国制成鱼片，然后运回挪威出售；阿根廷柠檬充斥着西班牙海岸的超市货架，而当地柠檬则在地上腐烂。

你可能已经注意到，一年中在盛夏到秋季开始之间会有一段时间，一个非常特别的季节，即夏末。这之后会出现霜降，但秋天在这段时间却发生了逆转并再次回暖。在亚洲东部地区，每年的这个时候具有特殊的意义，一些为秋冬寒冷月份准备的农作物在这个时候获得丰收。人们认为在这个季节吃南瓜、胡萝卜和欧洲防风等根茎类蔬菜以及玉米等食物对健康有益，它们都是天然的甜食，尤其烘烤后更能引出天然的甜味。这些食物被认为可以增强人体和胰腺的免疫功能。

茶和自然平衡家庭疗愈法

我对茶疗法非常感兴趣，我认为这些茶疗法有助于解决许多客户的健康问题。你也可以将它们作为平时的清凉饮料，或在任何想要提神的时候饮用。

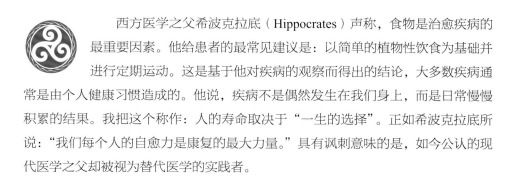 西方医学之父希波克拉底（Hippocrates）声称，食物是治愈疾病的最重要因素。他给患者的最常见建议是：以简单的植物性饮食为基础并进行定期运动。这是基于他对疾病的观察而得出的结论，大多数疾病通常是由个人健康习惯造成的。他说，疾病不是偶然发生在我们身上，而是日常慢慢积累的结果。我把这个称作：人的寿命取决于"一生的选择"。正如希波克拉底所说："我们每个人的自愈力是康复的最大力量。"具有讽刺意味的是，如今公认的现代医学之父却被视为替代医学的实践者。

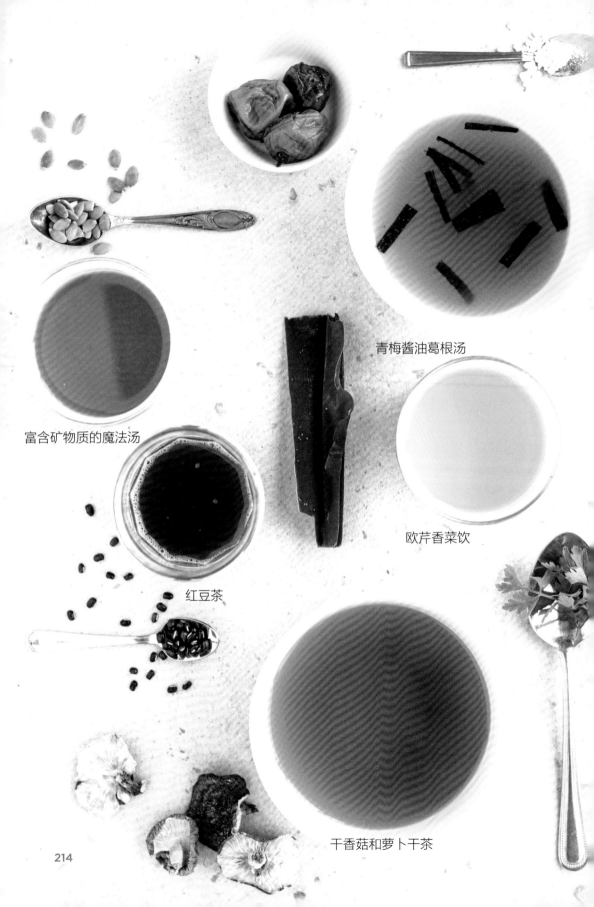

青梅酱油葛根汤

富含矿物质的魔法汤

欧芹香菜饮

红豆茶

干香菇和萝卜干茶

提高免疫力——富含矿物质的魔法汤

这篇文章是我最近在T. 柯林·坎贝尔博士的营养研究（Nutrition Studies）网站上撰写的。这是为了回应又一轮兴起的喝骨头汤的潮流。

自有历史记录以来，汤和高汤就一直是烹饪的一大特色。实际上，中医有一本最古老的书就是伊尹医师的《伊尹汤液经》。而在西方，西医之父希波克拉底喜欢向病人推荐大麦汤。我们都知道，对于一个生病的人来说，喝一顿滋补汤比吃一顿饱饭要容易消化得多。

骨头汤将动物骨头和组织一起熬煮，作为一种补品喝，出于一些原因，其效果有待商榷。许多营养研究表明，动物来源的脂肪和蛋白质对健康有害。动物摄入的重金属和其他有毒化合物（包括饲料里含有的有毒化合物）更容易在脂肪组织中累积。

将骨头和组织用于煮汤，无疑源于食物短缺时期，人类为了从被捕杀或被喂养的动物体内吃到尽可能多的营养而采取了这种方法。

根据我的经验，你可以用营养丰富的全食物蔬菜来制作一些疗愈性的汤和高汤。下面介绍的这些汤受到客户的一致好评。它含有提高精力的极富营养的成分。一些读者可能会对汤里的三种食材有些陌生，它们是在中国和日本的传统饮食中一直存在的，具有一些令人着迷的特点。作为自然平衡饮食的老师和健康顾问，我在许多汤和高汤中都使用了这些神奇的食材。

海藻类

东京大学的新崎（Arasaki）教授说，海藻类蔬菜比其他任何食物都含有更多的矿物质。目前发现对人体健康必不可少的56种必需营养素都能在海藻类蔬菜中找到，其中包括许多由于土壤问题而常常在现代农产品中缺乏的微量元素，这可能就是为什么冲绳人很少有矿物质缺乏现象且长寿的原因。

加拿大麦吉尔大学（McGill University）的科学家表明，海藻酸钠是在海带中发现的一种化合物，可清除身体中的放射性元素和重金属。

香菇

香菇以其在传统医学中的使用而闻名。在许多经过独特化学性能测试的蘑菇中，它们始终能脱颖而出。1936年，森喜作（Kisaku Mori）博士在东京成立了蘑菇研究所。直到1977年去世，他与来自世界各地的很多科学家合作研究并记录了香菇的药用功效。他的工作引起了人们的极大关注，尤其是在日本医学界，从20世纪60年代开始，为了揭示香菇具有传奇般治愈能力的秘密，科学家们展开了广泛的研究工作。他们有约100项研究全部集中于香菇能迅速降低血清胆固醇的能力，以及其强大的抗肿瘤、抗病毒和抗生素特性。香菇还被发现具有抗真菌和抗氧化特性，并能帮助肝脏排毒。

富含矿物质的魔法汤

我常在课堂和工作坊上为我的客户和学生做这道不可思议的汤。我也会把它作为高汤使用。

由有机蔬菜制成的蔬菜高汤可作为必需电解质的极佳来源。矿物质是保持健康的关键。这道汤不仅美味，还能提供饱腹感，可以为身体提供许多有益健康的营养素。食谱可根据每个人的口味进行调整。

我为患有多种疾病的客户提供我的神奇疗愈汤。它可以帮助排出堆积在我们器官周围的多余脂肪和蛋白质，因此它也是减肥的绝佳汤品。你可以把这道汤纳入日常饮食。接下来，在你的厨房里跟随我一起做汤吧！

材料

长12厘米、宽5厘米的干海带 1块

干香菇 6朵

萝卜干 40克

胡萝卜 6个

洋葱 2个

大葱 1根

芹菜 1小束

大蒜 5瓣

小南瓜 1个

长12厘米的鲜姜 1块

切碎的蔬菜（如羽衣甘蓝、甜菜叶）4杯

新鲜平叶欧芹 1/2束

胡萝卜、洋葱、大葱、芹菜切块；大蒜对切成两半；南瓜洗净，带皮切成4等份；鲜姜切片。在一口大汤锅中，放入所有食材。注水至锅沿下方5厘米处，盖上锅盖并用大火煮沸。取下盖子，转中小火，继续煮至少2小时。煮的过程中，水会蒸发，当水不足以没过蔬菜时就再加水。焖煮至可以闻到蔬菜的香气。过滤掉蔬菜并将清汤倒入玻璃罐中，冷藏保存，也可以做成各种汤品。

上述食材可供一个家庭食用好几天，但是需要非常大的锅。因此根据个人情况相应地调整食材用量即可。每天在两餐之间饮用两三杯。

帮助消化——青梅酱油葛根汤

这是被推荐最多的自然平衡家庭疗法之一。葛根粉是由葛根制成的，葛根甚至比普通人还大，通常能长到每根100千克。它被广泛用于中国和日本的传统医学中。青梅（腌酸青梅）、酱油（天然酱油）和葛根粉一起创造了神奇的组合。

我使用这道汤帮很多客户缓解了消化系统的问题，包括胃灼热、消化不良、肠胃胀气、腹痛、肠漏疾病、腹泻和乳糜泻等。

这款茶非常适合在长途旅行前后饮用，也可以在感觉自己要得感冒时喝。

材料

葛根粉 1茶匙

青梅 1颗

酱油 少许

新鲜姜汁 少许

水 适量

用小茶匙将青梅肉捣碎。在小锅中，用中火将一杯水和青梅（包括核）烧开。将葛根粉溶解在2汤匙冷水中，再加入到锅中，不断搅拌以防止结块。煮至混合物变为半透明。最后加入四五滴酱油和少许姜汁。你可以一次多煮一些，喝的时候再次加热即可。

肾脏排毒——红豆茶

这道茶是加强肾脏和膀胱功能的最佳选择。红豆可通过平衡血糖水平让胰腺和脾脏得到放松。我在本书中用这种神奇的红豆也做了汤和甜点。植物的多功能真是无人能比，因此是时候"揭开秘密"了，来制作这道奇妙的滋补品吧。

材料

红豆 1杯

长7厘米的海带 1块

水 4杯

酱油 少许

将红豆和海带在锅中提前浸泡一夜，然后用大火煮沸，转小火并盖上锅盖煮20 ~ 30分钟。滤出红豆，趁热喝汤。你也可以继续加额外的水再煮更长时间，直到豆子变得柔软可食用为止。每天可以喝几杯红豆茶用来减轻体重。

富含叶绿素的茶——欧芹香菜饮

这是我最喜欢的茶之一，我经常推荐学生和客户将其纳入日常饮食中。你在短短几分钟内便可得到一杯富含叶绿素的排毒饮料。这些叶绿素能帮助人体排除有毒金属，在饭后喝这道茶还有助于减少肠胃胀气。

材料

欧芹叶 少许

香菜叶 少许

将欧芹叶和香菜叶放入杯子中，加入热水。等待两三分钟即可连叶饮用。

燃脂动力——干香菇和萝卜干茶

这道饮品有助于帮助肝脏排出在冬季储存的脂肪，对想要减肥的人很有帮助，建议每天饮用一两杯（最好在两餐之间）。如果喝完这道茶后的小便有强烈气味或变色，这属于正常现象，不必惊慌。

材料

    干香菇 1朵

    白萝卜干 1/2杯

    水 3杯

将干香菇和白萝卜干放在一个小锅中，加水并浸泡约20分钟。然后将香菇切成薄片，丢弃茎部，将切成薄片的香菇重放回锅中。烧开后盖上锅盖，转小火煮15～20分钟。将香菇和白萝卜取出，趁热喝茶。

你还可以在最后添加一些绿叶蔬菜（例如西洋菜），再煮两三分钟。如果我吃的比平常多或口味重一些，我会将它当作清汤喝。

Tips

能够促进体重减轻的最佳维生素和矿物质包括：维生素B_2（用于调节正常的甲状腺功能）、烟酸（每次血糖升高时释放的葡萄糖耐量因子的一部分）、维生素B_5（有助于产生能量和提高肾上腺功能）、维生素B_6（甲状腺激素的产生和代谢所必需的）、胆碱（不是真正的维生素，而是肝脏中负责脂肪代谢的化合物）、维生素C（有助于将葡萄糖转化为细胞中的能量）、铬（糖代谢所需的矿物质）、锰（也有助于调节糖的代谢）和锌（有助于调节食欲和胰岛素的释放）。

从哪里可以获得这些最佳的减肥工具呢？其中白萝卜（新鲜的或干的）里几乎含有每一种营养素。白萝卜独特的营养成分使其成为达到理想体重的最佳食物之一。在减肥过程中食用白萝卜最有效的方法是把它做成汤。以热汤为载体，其营养成分可以更有效地传递到人体细胞中，让它可以更快、更有效地工作。

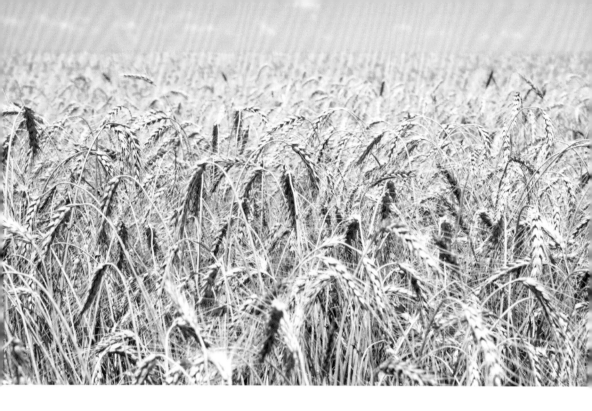

人类生态饮食——未来营养学

比尔·塔拉

我参与了20世纪60年代以来的一场饮食革命。这场革命始于一个非官方组织，最初由"健康食品"爱好者、亚洲哲学系的学生、自然爱好者、叛逆的医生和营养学家以及通过改变饮食而奇迹般康复的零星人群组成。由于这是一个民间组织，它当时被人们嘲笑，有时甚至被贴上危险的标签。不可思议的是，它却一直在不断壮大。

这场革命的主要目标是多种多样的，但主要和以下这些相关：

1. 承认食物是健康和康复的主要影响因素。
2. 认识到食品工业正在制造不健康的食品并且需要改变的事实。

3. 承认我们的农业和畜牧业方法需要彻底改变，以符合环境和健康标准。

4. 要认识到动物是有情的生物，而不是人类食物的来源。

在过去50年中发生的事情对许多人来说似乎是难以置信的。数以百万计的个人和家庭已经开始在吃食物链底端的食物，并尽可能是当地和当季的食物。营养科学正朝着"植物性饮食"迈进。纯素食主义正在以惊人的速度增长，尤其在年轻人中，并且畜牧业的有害影响现已被视为事实。这些都是好消息，但是还远远不够。

垃圾食品行业在新兴经济体中找到了新市场。无论社会和环境影响如何，快餐业都在世界范围内普及，大企业比以往任何时候都更能影响政府的决策，许多医学专业人士还在使用20世纪50年代的食品科学教材。我们迫切在关于社会观念和食物理想的对话中引入一种全新的生活方式，这项工作尚未完成。

西方科学在营养领域的应用始于18世纪后期，但直到19世纪中期才引起人们的关注。在此之前，虽然人们已经对世界上许多地方健康饮食的重要性有了深刻理解，但是西方大多数人会认为这些是"原始"的方法。

几个世纪以来，印度、希腊、中国和日本的文化以及世界各地许多的土著文化为健康和疗愈创造了饮食智慧。这些是在观察基础上积累并建立起来的系统的民间智慧，这些智慧通过口头传承或记录的形式延续下来，是对完整的、未经加工或很少加工的天然食物的研究。这些传统中有许多都反映在我们的人类生态饮食中。

对自然平衡饮食法来说尤其如此，日本哲学家樱泽如一（George Ohsawa）向西方引入了一种哲学的饮食方式。他在20世纪50年代向美国人介绍了他的方法，这项工作是由他最杰出的学生久司道夫（Michio Kushi）进行的，久司道夫成了在美国和西欧地区推动天然食品产业发展的重要力量，提高了人们对"食物是影响健康和疗愈的关键因素"的文化意识。

在过去的60年中，通过从业者以及成千上万的个人和家庭在日常生活中应用这种饮食方式的经验，自然平衡饮食一直在不断地发展。

中国和日本的亚洲医学哲学为自然平衡饮食的实践提供了灵感。这些概念反映了5000

多年以来的物理、环境和社会观察。从表面上看，这种哲学与西方营养科学关系不大，但是结论却非常相似。

自然平衡饮食是一种了解不同食物的影响并根据个人和社会需求做出选择的方法。久司道夫在爱德华·埃斯科（Edward Esko）、威廉·斯皮尔（William Spear）、默里·斯奈德（Murray Snyder）和我的帮助下，在20世纪80年代初指定了标准饮食法。

标准饮食法是自然平衡饮食的一种常规模式。它对越来越多前来寻求健康的癌症、心脏病和各种严重疾病的患者都很有用。

自然平衡饮食不是一种固定的日常饮食法，而更是一种"饮食哲学"，因此在过去的10年中，它已经形成了多种解释。老师和健康顾问现在会推荐各种各样的饮食方法，在某些情况下，很难确切地描述"自然平衡"（Macrobiotic）一词的真正含义。其含义可能因国家、地区而不同，我将本书中描述的饮食定义为"人类生态饮食"，以便大家清楚地了解。

我们的方法完全基于自然平衡饮食原则，但也结合了我们与客户和学生的亲身经历、营养学科最前沿的发现、生态问题及素食主义伦理，以便明确表达我们的意图。

现代社会面临的许多问题是我们未能形成对生命本身的尊重而导致的。人类思维和行动上的这种差距在我们日常利用自然资源的方式上得到了最明显的体现。最常被忽视的因素之一就是我们与所吃食物之间的关系。

现代饮食是世界上富裕国家中退行性疾病（例如心脏病、癌症、糖尿病和中风等）兴起的直接原因。尤其是畜牧业的低效和有害做法，也是造成环境污染增加的主要原因。所有这些伤害是伴随着对数十亿动物的无谓杀戮而发生的，可悲的是这些因素的结合导致了我们集体意识的丧失。

政府、医学界和食品加工业都不愿以有意义的方式去解决这一问题。如果要使这种状况好转，必须要在公共教育领域采取紧急行动，从而引导人们转变消费方式。

这种教育并不依赖于不断增加的科学研究，事实的数据已经存在。我们所需要的是如何有效地沟通，从而将这些数据应用到实际生活中。个人和家庭需要掌握能够改善个人健康的生活技能，同时也要知道他们在为环境的可持续发展和社会正义做出贡献。

如果我们看一下前沿营养科学的发展，就会发现这几乎没有分歧。当然，可能会与那些顽固地捍卫过去、对特定产品有既得利益或拒绝相信自己喜爱的食物可能有害的人之间存在冲突。这些争论有商业性或情感的成分，但不符合事实或逻辑。

人类生态饮食遵循以下原则：营养不仅仅是研究我们所吃食物的化学成分，它包含更广泛的范围，代表我们对健康、环境、社会和自然世界的态度。它包括食品的种植、加工、包装和分配。

值得注意的是，当食物破坏了生物链的一个环节时，就会影响到整个生物链。这不是什么神秘的公式，而是生态过程的一种反映。

我们日常食用的食物不是含有强大而神秘的营养素的"超级食物"。实际上，健康饮食更是融合了来自世界各地的传统饮食，并结合了伦理道德、生态和经济的简单考虑。这些食物热量低且营养丰富。它们是减轻身体负担的食物，它们特别有助于肠道有益菌群，容易消化、吸收和代谢。

人类健康

现代饮食主要是在美国发展起来的，然后传播到欧洲和全球各地。现代饮食中充斥着人造食品，其中含有浓度极高的动物蛋白、脂肪、精制糖和化学添加剂。在过去的50年中，这种饮食已被科学文献列为肥胖、许多癌症、心脏病、糖尿病和中风的主要原因之一。

世界卫生组织（WHO）估计，60%～75%的退行性疾病是可以预防的，这些疾病主要是由吸烟和饮食引起的。这些统计数据是无可辩驳的，但是政府却没有表现出勇气带头去挑战这些跨国食品巨头，或者去制定更严格的营养标准。

营养学的一个主要问题是一直在关注"缺少的东西"。早期的营养研究发现，饮食变化可以预防或治愈许多疾病。这些疾病的原因通常是缺乏特定的营养素。

脚气病、坏血病和佝偻病等疾病被发现是由营养缺乏引起的。这些成功地影响了人们继续寻找饮食中缺少的元素。在最近的几十年中，这已经发展成为一个严重的问题，因为最普遍的现代健康问题是由过度消费而非营养不足引起的。

小时候在教科书里学到"人体是部机器"的观点导致我们正在逐渐失去对身体的认知。而最新的发现是人们需要理解自己身体内部的生态环境，我们开始理解身体外部环境与内部环境之间关系的重要性。

我们吃的每餐都为内部肠道生物菌群提供丰富的营养。其中包括数十万亿个单独的微生物和1000多种不同的物种。这些细菌、病毒和真菌的菌落不仅对免疫系统的健康、新陈代谢和各种身体机能产生深远影响，而且还会影响大脑的功能。

肠道细菌会产生多种神经化学物质，大脑会利用它们来进行记忆、学习和情绪调节。肠道中能产生人体多达95%的血清素（一种有助于幸福感的神经递质）。5-羟色胺是一种令人感觉良好的化学物质，它存在于我们的消化系统中。微生物组中所有活性的控制因素来自于我们吃的食物。

营养学中许多最严重的错误认知是来自于食品加工业的影响。商业机构向研究者和大学捐款以影响研究结果。许多支持商业化食品对健康有益的研究均由制造商支付费用，并宣传了某些食品有营养的过时的神话。糖、牛肉、家禽和奶制品行业也是如此，它们在政府制定居民膳食指南时通常比营养学家更具影响力和决定权。

环境

食物是我们与自然世界的重要纽带。食品的质量反映了我们土壤、水和空气的健康状况。我们改变了环境，环境也改变了我们的食物。我们所有人都必须尽最大努力考虑食品的种植和加工的生物学价值，以及食品对环境的正面或负面影响。

一个无可辩驳的事实就是个人能为减缓气候变化进程所做的最重要的贡献就是停止食用动物产品。

每年有超过600亿只陆地动物被杀死以供人类食用，有学者估计每年有超过1万亿条鱼类被杀死，海洋生命正在迅速地丧失。

这些动物需要喂食，这意味着我们要砍伐雨林来为它们种植食物。它们会产生粪便和其他废物，要喂激素和抗生素用于预防疾病并使其加快生长，这些废物最终都会流入地下水。

种植转基因食品和遵循现代农业法则意味着增加了破坏土壤生命的化学物质。这些方法会产生侵蚀和有毒的水流，当它们到达海里时会形成"死亡区"。对环境的破坏为社会带来了直接和间接的健康问题。这就是因果关系。

食品工业对环境的负面影响是无出其右的，其中包括：

1. 通过清理出土地去生产动物饲料而对雨林的砍伐和破坏。
2. 海洋环境的恶化和海洋生物的灭绝。
3. 动物饲料、加工肉类和奶制品的长途运输。
4. 过多地将水资源用于饲料作物和动物生长。
5. 经常被生长激素污染的动物废弃物的排放。
6. 牛排放的甲烷气体。

经济

食物为人类的生命提供动力。在区域基础上适当获得粮食供应需成为全球应对营养不良和资源浪费问题的目标。现在，负责食物生长、加工和分配及长途运输的大公司正在消耗地球的土地资源。

新兴经济体种植的食物通常是异国水果、豆类和坚果。它们是专门为出口到富裕国家而种植的，营养价值并不高。在新兴经济体中，这通常意味着用于供应当地消费的当地粮食生产消失了，粮食需要进口，从而价格被推高，区域性自给自足遭受破坏。

粮食资源使用不当的影响通常取决于直接或间接补贴，这些补贴人为地降低了有害农产品的成本，这意味着穷人只能承受营养不足。这种对人类生命和国民经济造成的代价正在逐年上升，而治疗越来越多的心脏病、糖尿病和癌症等疾病的成本也在上升。除非采取措施，否则这种模式将继续下去。

社会公正

我们经常食用的一些食物是在社会不公正的背景下提供的。奴隶制还在世界上存在着。我们优先要做的事情是：

1. 关注当地种植的不易保存的食物，例如有机种植的水果和蔬菜。
2. 尝试食用比较耐保存的食物，例如有机谷物和豆类，这些食物应尽可能是在当地种植的。
3. 尽可能少食用外来的水果、坚果和调味品。
4. 避免加工食品，除非加工程度很少，并且不使用任何添加剂。
5. 研究来源并知道你的食物来自哪里。
6. 支持小农生产。

通常，城市里的穷人被困在"食物荒漠"中，很少吃到或根本没法吃到新鲜水果和蔬菜。这是现代食品工业导致的结果，并引发了糖尿病和其他与食品相关疾病的流行。

一般来说，热带水果、坚果和蔬菜可能是最具开发价值的，请确认来源并少量食用。

顾全大局

我们与数千种动物共享这个世界。所有生物对生物链来说都是必不可少的一部分。这些动物大多数都是有情感的：他们能感到快乐、感到痛苦、照顾幼儿并渴望活着。我们应该尊重它们的生命，并停止为食物而杀害他们。如果我们对这种大规模杀戮毫无反应且不敏感，那么我们至少应该知道，杀死这些动物会导致我们体内产生疾病并摧毁作为我们生命之源的星球。如果继续杀戮只能通过诉诸感官的愉悦来证明是合理的，那么这将是我们人类集体的悲哀。

我们徒劳地为我们的行为构建合理的借口。我们引用科学、文化甚至上帝来满足我们对同类的虐待，但是由于一个核心问题，这些尝试都未能令人信服，那就是动物是有情感的，而我们对动物的虐待是不公正、不道德和不必要的。

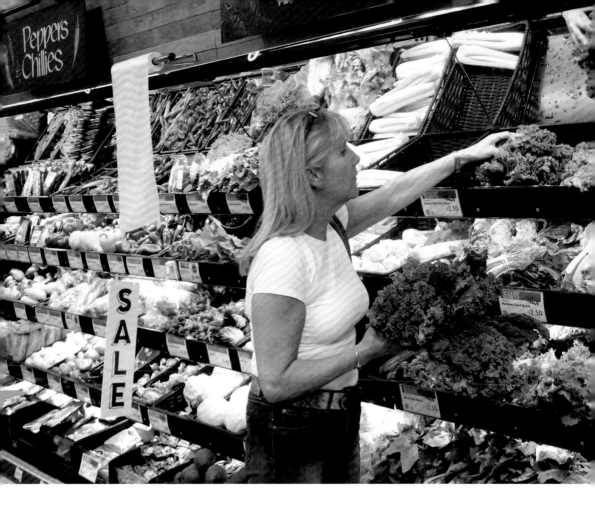

我们吃什么——尽可能选择有机的、当季的、当地的食材

没有什么"超级食物",只有具有特殊品质的食物。构成健康饮食的大多数食物并不是只有一种特定营养素。健康的食物通常包含多种营养物质且易于消化。烹饪可以带出食物的美味,并帮助消化。

下面列出的食物几乎在世界各地都可以找到。我并不是根据植物学进行分类的,而是基于经常在市场购物的人所熟悉的分类。

全谷物食物

我们的人类生态饮食法以谷物为基础。作为一种食物类别，每英亩*的谷物比其他任何食物能给人类提供更多的易保存食物。谷物的营养价值加上长时间储存而不变质的能力，使它们成为人类历史上最重要的单一作物。它们保证了社会有能力在干旱或有害虫的存在期间生存下去，它们是抵御经济不景气的保障。

谷物含有出色的营养成分。它们含有蛋白质、维生素、矿物质、碳水化合物、脂肪和膳食纤维，易于消化和代谢。谷物用途广泛，可以做成粥、面包和面条等。

在北美洲和南美洲，主要的谷物是玉米（甜玉米）和安第斯山脉的藜麦。燕麦在不列颠群岛是主要的作物；荞麦和大麦则在欧洲流行；亚洲盛产小麦、小米和大米；非洲的主要作物是小麦和小米。这些谷物成了居住文化的象征。

当说到全谷物食物时，我们总是指粗粮。这意味着只有不可食用的外壳被移除了，谷物的麸皮、纤维素还没有被打破。外皮完整的谷物能够发芽，含有胚芽、碳水化合物和麸皮。其中的微量营养素受到了保护。当外部的纤维素被去除时，氧化过程就会发生，谷物开始失去其营养价值。这个过程就是我们所说的"精制"。

关于食用全谷物食物的许多困惑是由那些支持大量食用动物源性食品的人故意制造成的。我认为这些宣传大多是误导性的，完全违反人体的直觉。例如阿特金斯饮食法和原始人饮食法，这些低碳水化合物饮食法可以产生短期的减肥效果，但实际上是非常危险和不健康的饮食方式。

一个从未公布的真相是这些饮食其实是通过减少精制加工食品而非全谷物食物来起作用的，加工产品通常含有高果糖甜味剂和糖，当你把那些以谷物为基础的饮食与那些以空热量、高脂肪和蛋白质为主的现代饮食的人进行比较时，谷物并不是导致体重增加的原因。自从快餐问世以来，传统谷物文化中的人们才饱受肥胖之苦。

---

* 1英亩约等于4046.86平方米。

在三大宏量营养素（碳水化合物、蛋白质和脂肪）中，碳水化合物的需求量最大。以下是复合碳水化合物具有超级明星地位的主要原因：

1. 它们是身体的主要燃料来源。
2. 将它们作为燃料，效率最高。
3. 中枢神经系统（人的大脑几乎完全依靠葡萄糖运行，并且不能使用脂肪或蛋白质来满足其能量需求）、肌肉（包括心脏）和肾脏都需要它们。
4. 它们为人体所有细胞和组织提供葡萄糖以获取能量。
5. 它们可以储存在人体的肝脏和肌肉中，以满足未来的能量需求。
6. 它们存在于全谷物、谷物产品、豆类、蔬菜、海菜、水果、坚果和种子中。

而如今导致健康问题的都是精制碳水化合物制品，我们需要质疑它是否是"有史以来最好的东西"。这些产品几乎没有营养成分，通常充斥着白糖、脂肪和化学添加剂。商业制作的面包（包括大多数"全麦"品种）、饼干、松饼、蛋糕和比萨饼皮是含有反式脂肪、精制谷物和单糖的营养噩梦。这些食物会引起血糖升高，且难以消化。

大米

大米已在亚洲东部地区种植了9000～10000年，并逐渐传播到地中海东部沿岸地区和欧洲。几个世纪前地中海式烹饪就已经将大米融入到了饮食中，比如西班牙海鲜饭、炖菜和烩饭等。

谷物是最养人的，也是最美味的。它可以与几乎所有蔬菜或豆类很好地搭配在一起。我们每天都可以吃口味微甜的天然谷物。用米饭搭配豆类、各种蔬菜和发酵食物便是完整的一餐。

小米

小米已经在亚洲东部地区种植了至少10000年，并最终传播到非洲，至今仍在食用。在某些文化中，它是主要的粮食作物。在欧洲，它从未像现在这样流行，随着人们越来越习惯在饮食中使用全谷物食物，它也变得越来越流行。小米不含麸质，且不致过敏，它是适合敏感人群的最佳谷物，其高蛋白质含量（15%）使其成为素食者的重要补充。

有些人可能会发现，在食用小米前用小火翻炒几分钟会带出它的甜味。人们经常在小米饭淋上酱汁或调味料一起吃，因为它的口感会有点干。它也可以用来煮粥喝，还可以添加到汤和炖菜中。

大麦

大麦是一种谷物，食用时具有很好的保暖特性，但通常用来酿造啤酒。在寒冷的季节食用大麦是很好的选择。当然，最流行的食用方法之一是加在汤和炖菜中，因为它使这些菜肴口感滑腻又丰富。在冬天，没有什么比大麦炖菜更让人满足了。

燕麦

燕麦的食用方式类似于大麦。生燕麦片和燕麦粉是最常见的形式，燕麦都可以用来煮粥。与大麦相似，这是极好的冬季谷物，特别是在寒冷和潮湿的气候下。这是因为它比其他谷物含有更多的脂肪。钢切燕麦（美国），也称为细头燕麦、粗燕麦片（英国）或爱尔兰燕麦片，是将整个燕麦（去掉了不可食用的外壳）切成两三片。钢切燕麦通常被用来制作成粥和燕麦饼等。

藜麦

藜麦经常被誉为超级食物，尤其因为其蛋白质含量高。有趣的是，燕麦比藜麦含有更多的蛋白质。藜麦是一种谷物，它生长于气候干燥的高原环境（例如安第斯山脉），也是生活在这些高山地区的土著人民的主要食物。它已经被驯化了7000多年。藜麦应在烹饪前彻底冲洗干净，以除去外层的皂苷（该物质使藜麦略带有苦味）。

玉米

玉米（甜玉米）是史前时代在中美洲发展起来的谷物。在欧洲首次登陆之前，美国东海岸以及西南、墨西哥和南美洲的大多数原住民都以玉米为基础的食物。玉米既可以新鲜食用，也可以磨成粉。

荞麦

荞麦的味道很突出。但是有些人，包括我在内，都喜欢它浓郁而朴实的味道。荞麦是所有谷物中最具保暖特性的。它的食用可以追溯到非常寒冷的地区，尤其是蒙古国、俄罗斯和芬兰等。据报道，它是从大约公元前5000年开始种植的，大约从公元前4000年开始在巴尔干地区定期种植。荞麦实际上是一种"伪谷物"。它不含麸质，这使其成为其他小麦类食品的流行替代品。你可以将其加到汤或调味料中，但是大多数人更熟悉的吃法是将其制作成面条或面粉。总体而言，主要以面条形式做成荞麦面吃，或用完整的荞麦米做成粥食用。

小麦

小麦是所有谷物中使用最广泛的。大部分被磨碎并制成面粉。硬质小麦品种中含有更多的面筋，因此被广泛用于制作面条和扁面包。小麦产品以一种或多种形式流行于几乎世界各地的各种美食中，通常以面包形式存在。

现在食用小麦引起的大多数问题可能归结为以下三个因素：

1. 如果消化不良，面粉制品可能会造成严重的问题。未经细磨的全谷物更易于消化。由于面包在口腔中被快速溶解，因此我们很少咀嚼，没法让它与口腔中有助于消化的淀粉消化酶混合在一起。
2. 面包通常含有酵母、糖、牛奶和其他抑制消化或造成营养问题的产品。
3. 存在过多的面筋。现代的面包和烘烤食品偏向使用很高面筋含量的小麦粉。如果你对面包的使用没有特殊要求，那么最好食用不使用商业酵母的酸面包。

酸面包发酵过程含有天然存在的乳酸菌和酵母。这样的发酵使面包更易消化，并且需要的面筋更少（可以用低筋的谷物制成），并且不会像商业发酵面包那样造成血糖升高。

人类生态饮食法建议每天至少食用两份全谷物。其中一份应该是未精制的全谷物，另一份是天然发酵的面包或面条。

豆子

对于那些以植物性饮食为主的人，通常会提到豆类与蛋白质的关系。"优质的"或"完整的"蛋白质的概念很难消亡。对肉类蛋白质的过度关注使人们忽略了所有植物都含有蛋白质这一简单的事实，将动物蛋白称为"二手"蛋白更为准确。

大多数植物和微生物都可以合成生命所需的全部20种标准氨基酸。动物（包括人类）无法合成所有氨基酸，因此必须从饮食中获取其中的一些氨基酸。任何人体需要且无法合成的氨基酸都称为必需氨基酸。人类需要从他们所吃的食物中获得8种必需氨基酸。

有些植物含有所有的必需氨基酸，这些植物包括藜麦、荞麦、大豆、奇亚籽和火麻仁。将不同的食物组合可以保证必需氨基酸的摄入。大米和豆类是最流行的组合之一，在许多文化中以某种形式使用。

人类生态饮食的关键是要食用多样化的植物性食物，包括定期食用全谷物和豆类。这是因为尽管所有植物性食物都包含一些必需氨基酸，但只有少数包含所有必需氨基酸。饮食多样性使人体能够获得所需的所有必需氨基酸来构建蛋白质。这就是为什么谷物和豆类是人类生态饮食基础的一部分。

煮豆子

关于煮豆子的话题值得多说一点，因为有些人似乎觉得这是件很麻烦的事情。可以将干豆放在密封的罐子里（建议不要食用铝制罐头中的所有食物）。干豆不仅比煮好的罐装豆便宜，而且在家里煮的豆子味道更可口。经验法则是：1杯干豆可以产生3杯熟豆。

高压锅（或慢炖锅、炖锅等）的烹饪方法基本上与炉灶相同，但有一些细微的不同。它们从完全相同的步骤开始：洗净豆子，然后用水没过豆子，加一片海带浸泡过夜。浸泡豆类可以缩短烹饪时间，并使它们变得更易消化。无论你使用的是高压锅还是炖锅，每次都遵循以上说明便能烹制出美味的豆子。

与普通烹饪方式相比，用高压锅可以大大缩短烹饪时间。大多数食谱需要30~45分钟的烹饪时间，但是不同种类的豆类需要根据情况进行调整。冷藏保存一两天后，豆子的味道会更好（有些人说味道会更浓郁），所以不必担心变质。多出来的豆子可以在汤或炖菜中重复使用。

黑豆

黑豆是一种小而有光泽的普通豆类，尤其在拉丁美洲美食中很受欢迎，尽管在美国路易斯安那州南部的卡真和克里奥尔美食中也能发现它的身影。像大多数普通豆类一样，它们原产于美洲，但目前已在世界范围内被广泛种植。

芸豆

芸豆是蛋白质的主要来源，并提供所有的必需氨基酸。研究表明，豆皮颜色越深，其抗氧化物的含量越高。它们还富含膳食纤维、镁、铁和铜。

红豆

红豆小巧、紧凑、充满光泽，其脂肪含量比其他豆类低。红豆比大多数豆类更容易消化，并且在亚洲被认为可以增强肾脏功能。

鹰嘴豆

鹰嘴豆煮熟时具有很香的坚果味和奶油质地。它们非常适合在豆类菜肴中搭配甜味蔬菜或甜玉米以及汤和炖菜食用。鹰嘴豆中的胆碱有助于睡眠、肌肉运动、提高学习能力和记忆力。

斑豆

斑豆与其他大多数豆类一样，都是降低胆固醇的膳食纤维优质来源。除降低胆固醇外，斑豆的高膳食纤维含量还可以防止餐后血糖升高过快，使它成为患有糖尿病、胰岛素抵抗或低血糖症患者的极佳选择。当与粗粮（例如糙米）搭配食用时，斑豆可提供几乎零脂肪的优质蛋白质。

小扁豆

小扁豆是一种古老的豆类，它有很多品种，从普通的棕绿色和红色，到黄色和法式绿扁豆（一种很小的、甜美的法国品种，适合加在沙拉中）。小扁豆的蛋白质和矿物质含量丰富，具有浓郁的胡椒味，从炖菜、汤到沙拉和配菜，应有尽有。因为其热量低、营养高的特点，扁豆是夏天制作沙拉的理想豆类，而在寒冷的冬天适合做成味浓的汤和炖菜。

大豆及豆制品

大豆一直被认为是摄入全部必需氨基酸的最有效食物。在亚洲东部地区，数百年前它们就被证明可以挽救生命。与西方最近开始食用的大豆制品相比，亚洲传统上食用大豆的方式有着显著的不同。

在西方的营养学里，大豆被认为是最有价值的蛋白质来源，但就其正常饮食而言并未得到真正的研究。这刺激了一股商业热潮，商家将大豆添加到任何东西中，并称其为"健康食品"。现在，大豆存在于各种产品中，例如豆浆、大豆酸奶和仿制肉类产品，并作为许多食物的常规添加。它也是一种受欢迎的动物饲料来源。

蛋奶素和其他以植物为基础的饮食在亚洲很普遍，人们开发了简单的食品技术来从蔬菜中提取健康食品。大豆的好处应该被人们珍视，前提是用正确的加工方法（多为发酵），比如像味噌、天贝、酱油和各种由大豆制成的食物，这些食物独特又有很高的营养价值。发酵过程使营养成分具有更高的生物利用度。需注意的是，在日常饮食中这些食物的食用量应相对较少。没有经过发酵的大豆较难消化，对儿童尤其如此，豆浆不能用来替代婴儿配方奶粉或母乳。

味噌是日本传统的调味料，用曲（一种真菌）和大豆一起发酵制成，长期以来一直被认为是日本人健康水平高的最重要原因之一。味噌是一种益生菌，含有活的微生物。味噌的乳酸菌有助于维持健康的消化系统。真菌的发酵为益生菌（肠道需要的"好细菌"，这些细菌包括乳酸杆菌，它已被证明能提高人体内营养物质的利用率、数量、消化率和吸收率）创造了一个良好的生存环境。

大豆分离蛋白是人造大豆替代品中最受欢迎的成分。大豆汉堡、大豆香肠和午餐肉大多被吹捧为肉的健康替代品。问题在于这些大豆分离蛋白通常用转基因大豆制成，并去除了脂肪，再用添加了化学物质的水洗掉其中的天然淀粉和膳食纤维。它是高度加工的食物，最好避免食用。

天贝是很有代表性的富含天然蛋白质的食物。它是通过特定的发酵过程，将去壳的熟大豆压成饼状再发酵而制成的。天贝起源于印度尼西亚，现在仍然是印尼的主要食物。将豆子与霉菌孢子发酵剂混合，在一定温度下发酵两天，经过这个过程，天贝中的大豆蛋白变得更易消化。天贝富含膳食纤维，是植物蛋白、矿物质和大豆异黄酮的健康来源。

天贝在食用之前都要烹饪；你可以蒸、煮、烤或炒。你可以将它与各种谷物、蔬菜或面条一起食用，或将它用于汤、沙拉和三明治中。它是健康饮食的多样化补充。

在过去的2000年中，**豆腐**一直是整个亚洲的代表性食物，以其丰富的营养和五花八门的烹饪方法而闻名。它具有类似芝士的特点，通过在煮好的豆浆里添加天然凝结剂而制成。豆腐可与其他食品搭配并吸收其风味。豆腐富含B族维生素和植物蛋白，通常被认为是肉的替代品。豆腐常与味噌汤搭配，但偶尔也添加到甜点里，腌制的汉堡或调味酱和咸味奶油也可以使用豆腐。建议购买由有机整粒大豆制成的豆腐。豆腐含有8种人体必需的氨基酸，是一种出色的蛋白质食材。在食用大豆制品时，最好阅读标签并仅选用经过认证的有机食品和非转基因大豆制成的产品。

人类生态饮食法建议大家每天在汤、炖菜或沙拉中食用1杯豆类或豆制品。

蔬菜

蔬菜体现了四季的变化。它们显示出的不同颜色代表了食物中不同的植物生化素。建议大家尽可能食用当地生产的应季蔬菜，最好是有机的。我们面临的挑战是既要考虑本地化，也要确保蔬菜品种的多样化。如果你居住的地方气候不好，土壤贫瘠，当地食物品种匮乏，则更加要注重这些问题。蔬菜有数百个不同品种，下面列出了一些比较常见的。

十字花科蔬菜

十字花科蔬菜对居住在北半球且处于四季分明气候中的人来说非常重要。它们包括圆白菜、西蓝花、菜花和羽衣甘蓝。

属于这个庞大家族的蔬菜在煮熟后吃营养最佳。如果煮得不充分，有时会很难消化。几个世纪以来，白菜一直是欧洲的主要食物，无论煮熟还是发酵做成酸菜。

这些蔬菜营养丰富，通常被认为具有特殊的疗愈效果，包括抗发炎特性。

十字花科蔬菜包括：芝麻菜、白菜、西蓝花、油菜、抱子甘蓝、圆白菜、菜花、大白菜、羽衣甘蓝、白萝卜、球茎甘蓝、萝卜、芜菁甘蓝和芜菁等。

葫芦科南瓜属蔬菜

葫芦科是一个非常多样化的蔬菜家族，它们起源于北半球的美洲地区。北美洲和南美洲的粮食作物种植都围绕玉米（甜玉米）、豆类和南瓜进行。它们有时被称为"三姐妹"。这三种食物的结合构成了当地难以置信的营养充足且丰富多彩的饮食模式，而且它们在欧洲人到来之前就已经是北美土著人民几个世纪以来赖以生存的食物。

它们是秋季和冬季的绝佳食物，可以保存几个月而不会失去营养价值。它们也是复杂碳水化合物的重要来源，并且味道非常甜，因此在日常烹饪中必不可少，其天然的甜味使它们既可与豆类一起烹制，又可做成广受欢迎的甜品。

南瓜属的食物包括南瓜、橡子南瓜、北海道南瓜、胡桃南瓜、奶油南瓜、哈伯德南瓜、卡波查南瓜和扁南瓜。

根茎类蔬菜

这些是生长在地下的蔬菜，世界各地大多数根茎类蔬菜一般都被当作复杂碳水化合物的最佳来源。当气候或其他环境条件不利于谷物生长时，它们通常被当作主要的食物来源。有些根茎类蔬菜甚至比谷物含有更多的营养成分。这可能是为什么在谷物种植之前，在亚热带气候中人们把它们当成主食的原因。

根是植物的能量存储系统。与我们谈到的其他一些食物类似，这些食物营养丰富，一直以来被当作健康饮食的必需品。胡萝卜、洋葱、土豆、山药和红薯等食物可以保存很长时间，且不会失去其营养价值。

这些蔬菜包括（一些蔬菜在前面被列为十字花科植物）：胡萝卜、白萝卜、欧芹根、欧洲防风、甜菜根、芹菜、芜菁甘蓝、芜菁、牛蒡、蒜叶婆罗门参、芋头、红薯、山药、土豆、洋葱、大蒜、红葱头、大葱和韭葱等（尽管在植物学它们是葱属植物，但它们也是根）。

深绿色蔬菜

色彩缤纷的蔬菜是健康饮食的基本要求。前面提到的一些十字花科蔬菜也适合这一类别。如果你以植物性饮食为主，那么每天吃绿叶菜非常重要。深绿色蔬菜独特的营养成分集中在丰富的维生素和矿物质中。这些绿色蔬菜比接下来要讲的沙拉蔬菜具有更高的营养价值。如果你的饮食保持季节平衡，那么你的营养就会平衡。

深绿色蔬菜包括但不限于：羽衣甘蓝、芥蓝、芜菁叶、莙荙菜和菠菜等。这些蔬菜中的大多数都需要稍微煮一下（羽衣甘蓝更是如此）。

浅绿色蔬菜（沙拉蔬菜）

即使气候寒冷，人们（尤其是那些食用大量动物脂肪的人）也需要一些生的食物。生食有助于清洁肠道和溶解脂肪组织，每天吃少量的生食——但是请注意，在凉爽的气候下，吃太多生食很容易引起不适。

无论是压制沙拉还是清淡的新鲜沙拉，最好在温暖的季节多食用，而在寒冷的季节则少吃。各种生菜、芝麻菜或任何春季蔬菜都可以生吃，每天都可以食用。

这些沙拉蔬菜天生就具有令人放松的特质。除了有清凉的效果外，它们还是维生素和消化酶的极佳来源。我们体内可以制造酶，但是最好在饮食中多摄取一些酶（尽管许多酶在消化过程中会被破坏）。吃沙拉或生食可确保你获得所需的全食物种类。

蔬菜反映了季节变换，所以让季节来指引你的饮食。现代食物通常是经过长途运输辗转而到达我们面前的，所以尽量只在当地或区域供应不足时才选用需要运输的农产品。

很少需要烹煮的蔬菜包括：芝麻菜、菊苣、蒲公英嫩叶、莴苣菜、西洋菜、卷心莴苣和罗马生菜等。

发酵蔬菜
发酵蔬菜含有重要的益生菌，每天少量食用对身体有益。泡菜是最常见的一种，很容易制作。自制新鲜的发酵食品可以促进肠道健康。市场上有很多质量很好的商业泡菜，但是在家自制也是一个非常愉快的过程。

榨汁和发芽
蔬果汁和发芽蔬菜如今非常流行，尤其是在温暖的季节和气候下。许多提倡榨汁和发芽的倡导者都居住在温暖的地区，例如美国佛罗里达州或南加州，在这些地区，新鲜的食物非常重要。

让蔬菜发芽是一种吃沙拉的好方法，能够让你一年四季的饮食都保持清爽。简单来说，就是将种子或豆子冲洗干净，然后浸泡12个小时（取决于种子的类型），再将它们沥干，并定期清洗，之后便会发芽。当它们发芽时，营养物质被分解并变得更容易被吸收利用。

发芽可以全年进行，我每天在厨房里都有发芽菜可用。绿豆、苜蓿、西蓝花种子和小扁豆都很容易发芽。几乎可以将它们添加到所有食物中，从汤到沙拉和谷物。

随着人们越来越不愿意多咀嚼食物，榨汁变得越来越受欢迎。榨汁时，请留意那些剩下的果肉，它们是食物营养基础的一部分。剔除它们会影响我们的消化，并浪费了宝贵的矿物质、膳食纤维和维生素。从生态、经济和健康角度来看，这是一种浪费。

茄属蔬菜

这类蔬菜历来充满了神话色彩。为了反映它对自然平衡饮食法的影响，我要提到这个蔬菜家族。茄属植物包括具有某些毒性特征的植物（例如烟草和颠茄）。常见的食用植物，如土豆、番茄、茄子和辣椒等，都是这个家族的一部分。

这类植物里含有的某些化合物可能会加剧身体的炎症。它们很少被用于现代自然平衡饮食中，并且一定要煮熟后再吃。烹饪减少了茄碱（一种有害物质）的含量。你会注意到我在某些食谱中使用了番茄，但总是充分煮熟后再吃。

海藻类

在世界许多地方早已有吃海藻类蔬菜的习惯，它们一般被做成调味品或与其他食品一起烹制。人们一般定期少量地食用海藻类食物。我们习惯将它们与亚洲联系起来，但它们也是威尔士、苏格兰和爱尔兰传统饮食的一部分。

许多海菜有助于豆类的预先消化，从而减少了气体的产生。它们脂肪含量少；热量极低；并富含必需的矿物质、维生素和蛋白质。它们的钙、铁、碘、维生素A、B族维生素、维生素C和维生素E含量丰富。所有海藻类蔬菜均含有大量蛋白质，有时多达48%。

海藻类蔬菜包括：海苔、海带、黑藻、羊栖菜、掌状红皮藻和裙带菜等。

购买时务必与商家确认所有蔬菜都是从干净的水域收获，并且已经过重金属测试。这与要求蔬菜是有机种植的一样。

我们的人类生态饮食推荐每餐都包含煮熟的蔬菜：包括发芽菜（取决于气候）在内的混合沙拉菜叶和少量的发酵蔬菜；每天在味噌汤中添加海藻类或用海藻类调味品。最好同时吃点根茎类蔬菜和绿叶蔬菜。

水果

　　"多吃水果和蔬菜"是一种常见的"健康"常识，但它以多种方式混淆视听，模糊了良好的营养标准。水果中的糖含量高，这种糖（果糖）不像我们前面讨论的精制果糖那样会对身体系统造成破坏。当整个水果食用时尤其如此，但它仍然是糖的简单形式，会很快被系统吸收。整水果的膳食纤维、矿物质和维生素可以缓冲糖对身体系统的影响。

　　糖有几种不同的形式，包括葡萄糖、果糖和蔗糖。天然葡萄糖是最健康的能量来源。谷物和蔬菜中的碳水化合物被分解为葡萄糖，这是人体的主要燃料。果糖是只在水果中存在的一种糖的类型。过量食用时，对健康的影响类似于较简单的精制糖。由于水果之间的糖分差异巨大，因此几乎不可能建议具体的食用量。

　　通常在一两个月内减少食用所有简单糖的人会对食物中的复杂糖变得更加敏感。这时人们才能真正品味到胡萝卜或糙米中的甜味，部分原因是你必须充分咀嚼才能使碳水化合物开始分解为糖。我们吃的简单糖（比如果糖）越多，就越难品尝出其他食物中含有的天然糖。因此，我们需要重新调整我们的味蕾。

　　水果通常很容易腐烂。因此，最好在它新鲜和应季（最好是当地的）的时候食用。热带水果中糖和酸的含量最高，距赤道较远的水果则含糖量较少。喝纯果汁可能是最糟糕的一种方式，因为这样糖分的浓度更高，并且帮助平稳血糖的膳食纤维也被剔除。糖也集中在果干中，因此葡萄干的含糖量比葡萄要高。

　　我建议吃少量水果。水果也可以煮成泥或制成调味料，或者烘烤。它可以用作馅饼或甜点的馅料。可以把水果当作一种快乐的休闲食物，而不是必需品。水果中的很多营养素在蔬菜里同样可以获得。最好在饭后1小时左右或两餐之间吃水果，以达到最佳的消化效果。非热带水果有：苹果、草莓、樱桃、蓝莓、西瓜、哈密瓜、桃子、李子、覆盆子、梨和杏等。

　　人类生态饮食法建议每天吃一两次新鲜的当季水果。冷冻水果也非常适合用于甜点。

坚果和种子

种子和坚果是蛋白质和脂肪的极佳来源。当它们还有外壳时，很容易长期保存。它们可以用作谷物或蔬菜的调味品，也可以烘烤后作为零食。烘烤坚果和种子会释放出油脂，使其更易于消化。但是，并非所有坚果都是这样。

婴幼儿对坚果的过敏反应比较常见，并且可能很严重，甚至危及生命。少数人对种子有过敏反应。这些可能的过敏症状有荨麻疹、肿胀、呼吸困难、喉咙紧绷、恶心、腹痛和腹泻等。

不到1%的人口患有花生过敏症，症状可能从轻到重。通常，那些患过敏症的人对好几种食物都过敏，最常见的是牛奶、鸡蛋、贝类和小麦。在1997～2008年，据报道患有坚果过敏症的儿童人数增加了两倍多。这与哮喘和湿疹病例的增加成正比。

树坚果，例如夏威夷果、腰果、巴西坚果、榛子、山核桃和核桃均有较高的脂肪含量。核桃和榛子原产于欧洲。除山核桃（北美洲唯一的本地树坚果）外，所有的树坚果均起源于亚热带地区。

栗子在北半球的许多地方都有种植，并且脂肪含量最少。它们富含碳水化合物，是唯一含有维生素C的坚果。花生在该组中的油脂含量最高。栗子和花生与树坚果属于不同的科属，但通常也被认为是坚果。一小把任意坚果便能提供每日所需的健康脂肪摄入量。

种子一般用来点缀菜肴，尤其是全谷物食物，例如我每天会在谷物菜肴上撒些种子。南瓜子、芝麻、向日葵花子、奇亚籽、亚麻籽和大麻籽都是不饱和脂肪酸的来源，可为我们的饮食增添风味和多样性。

我们的生态饮食法建议每天用少许烤过的种子或坚果作为菜品装饰，如果你没有超重，也可将其作为零食吃。

亚洲食物杂集

我食谱中用到的大多数食物都可以在超市买到。最重要的基本食物是谷物、豆类、蔬菜、水果、坚果和种子。这些食物约占你所吃食物的95%或更多，其余的则是调味品和一些特色食品。这些食物也有益于你的健康，并扩大了食物的多样性。

这些食物中有一些来自于亚洲国家的传统文化，也是自然平衡饮食的基础，而另一些则来自世界其他地区的传统饮食。这些食物的重要性在于，它们是由在亚洲东部地区注重以植物性食物为主的饮食文化发展而来的。你可能不熟悉某些成分。下面的内容将为你提供有关其用法的一般指南。

琼脂

琼脂由海藻制成，可代替果冻中的吉利丁用作凝胶剂。其温和的风味和完全没有热量的特性使其成为全世界注重健康的素食厨师的最爱。即使在室温下，它在冷却时也会迅速凝固，可以保留住任何水果和蔬菜的天然风味和甜味，并含有很高的天然膳食纤维。常被用作增稠剂。

红豆

红豆体积小且紧凑，呈深红褐色。这些小豆是亚洲东部地区的代表食物。它们在日本因其治愈特性而备受推崇，其脂肪含量低，比其他大多数豆类更易于消化，并且富含钾、铁和B族维生素（但不含维生素B_{12}）。

黑藻

黑藻是一种大型多叶类海藻，一般被切碎后煮沸，然后晾干再包装出售。由于它是预煮的，因此比起其他海藻类需要的烹饪时间要少得多，并且可以做成完全不用烹饪的沙拉。它是味道较温和的海洋植物之一，是蛋白质、矿物质、钙和钾的重要来源。

茎茶

这种茶是用茶树的茎和树枝制成的，不含咖啡因或化学染料，并且富含抗氧化剂。它的钙含量很高，并且由于其具有碱化作用（降低酸度）而有助于消化。这种茶还能帮助燃烧脂肪并降低胆固醇。

生姜

生姜被广泛用于中国和其他许多亚洲国家的烹饪中。是一种金色、辛辣的块根类蔬菜，在烹饪中有多种用途，可带来温和、辛辣的味道，常用于炒菜、制作酱料和调味汁。生姜的形状像手指，因其辛辣的味道而具有促进血液循环的功能。在东方医学中是一种非常流行的药物，可以缓解从关节痛到胃痛和消化不良的各种问题。

北海道南瓜

北海道南瓜有两种。一种是深橙色的，另一种是浅绿色的，类似于哈伯德南瓜。这两个品种都非常甜，有坚韧的外皮。

海带

一种宽大的、深色的、脱水的条状海藻类蔬菜，浸泡和煮熟后，体积将增大一倍。海带是天然增味剂谷氨酸的重要来源。在煮汤或炖菜时加一小块能加强风味。人们普遍认为在煮谷物或豆类时加一小块昆布能帮助消化。

葛根粉

葛根粉是一种优质淀粉，由葛根的根部制成。葛根原产于亚洲，与美国发现的杂草"葛根"不同，它长得像葡萄树，根部结实。它主要被用作增稠剂或用于药用茶。由于其具有碱性特质，因此可以增强消化功能。

栗蘑

医学研究人员一直在研究蘑菇的抗肿瘤活性。它们似乎能刺激免疫系统的T细胞。栗蘑被认为是蘑菇之王，因为它们非常美味，并以非常强大的疗愈功能而闻名。在汤、炖菜和茶中都可以使用它们。

味醂

味醂是一种日本米酒，味道甜美，酒精含量极低。通过将甜糯米用水和清酒曲（一种发酵米曲）发酵制成，可以增加酱料、调味汁和其他各种菜肴的风味。

味噌

味噌是一种发酵的大豆酱，通常用来给汤调味，但因其具有增强消化的功能在整个亚洲都享有盛誉。陈年味噌是优质蛋白质的重要来源。最具营养价值的味噌是由大麦和大豆制成的，具有多种口味和强度，并且至少要发酵2年以上。味噌含有丰富的消化酶，这些酶很脆弱，不能被高温加热。只要稍微炖煮就能激活并释放出其中的酶。

海苔

海苔通常做成像纸一样的薄片出售，是蛋白质、钙和铁等的重要来源。海苔是寿司中最有名的主要原料，它有温和的甜味，略带海洋的味道。非常适合搭配谷物和面条等菜肴，也可添加少许在汤中或油炸食品中。

压制沙拉

压制沙拉是通过将新鲜蔬菜切成薄片或切碎，与腌制剂（例如海盐、梅干、糙米醋或番茄酱）混合，然后放入专门的压榨机中制成。在腌制过程中，许多酶和维生素得以保留，而蔬菜也变得更易于消化。

大米糖浆（糙米糖浆）

又被称作"液体甜味剂"。大米糖浆是将发芽的大麦与煮熟的糙米混合并保存在温暖的地方发酵而制成的浓稠的琥珀色糖浆。发酵开始时，大米中的淀粉转化为麦芽糖和其他一些复合糖，使这种糖浆成为极佳的健康甜味剂。复合糖缓慢释放到血液中，为身体提供能量，而不是给血糖造成严重破坏。大米糖浆的奇妙甜味使其非常适合用于烘焙和甜点中。

海藻类蔬菜

这些从沿海和附近岩石中收获的奇特海藻类蔬菜富含蛋白质和矿物质。在天然食品商店中，海藻类蔬菜大多以脱水形式出售，其优秀的营养价值和能增强其他食物风味的特质让它们变得越来越受欢迎。

面筋（小麦面筋）

面筋是由小麦制成的。通过将面粉中的麸皮和淀粉揉制而制成，味道相当温和平淡，因此大多数在出售前都会先浸泡在蔬菜汤里入味。它是蛋白质的极佳来源，它的热量和脂肪含量低，所以在亚洲很流行将面筋作为"人造肉"或添加到其他丰盛的炖菜和砂锅菜中。

芝麻酱

一种厚实的糊状物，由磨碎的去壳芝麻制成。可广泛用于调味：从调味料到沙拉汁，再到蘸酱、涂抹酱和烘焙食品等。

香菇

香菇营养丰富，可以有效降低胆固醇和甘油三酸酯水平并能净化血液。科学家最近从香菇中分离出可能在治疗和预防心脏病、癌症和艾滋病中起作用的营养物质。香菇可在天然食品商店和许多超市中买到。它们具有浓郁的泥土味道，因此处理需要些时间。在烹饪前，有必要将干燥的香菇浸泡约20分钟至软，并保留浸泡水。去除茎部，因为它们可能会带来苦味。香菇非常适合做汤、炖菜、肉汁、酱汁和药用茶等。

日本酱油（Shayo）

这是一个令人困惑的术语，因为"shayo"是日本酱油的通称，也是传统酱油的一种特殊类型，其显著特点是使用碎小麦和大豆作为发酵起始剂。最好的酱油需要至少熟成2年。它的味道比溜酱油（tamari）更淡。它的谷氨酸（味精的天然形式）含量高，使其成为极好的风味增强剂，非常适合腌制和炒菜。

荞麦面

一种由荞麦粉制成的面条。有一些品种会包含其他成分，例如小麦粉或山药粉，但是质量最好的荞麦面主要由荞麦粉制成。

大豆

大豆是许多天然食品的基础，从味噌到酱油，再到豆腐、天贝、豆浆和大豆粉。大豆本身比较平淡且难以消化，因此通常被制成其他产品吃。但是，当单独烹饪时，只有经过长时间的缓慢烹饪，做出来的才是最美味的。

大豆制品

这是一个以大豆为基础的食品统称，包括豆浆、豆腐、天贝、酱油、味噌、大豆芝士、豆油等。避免食用精制提取的大豆蛋白（TVP或TSP）产品，例如大豆颗粒和许多仿肉产品。它们经过高度加工，可能会导致消化问题。同样需要注意的是出于相同的原因，豆奶对于以植物性饮食为主的婴儿不是个健康的选择。如果需要植物奶，请使用米奶或燕麦奶。

普通酱油

这是一种传统的酱油（与日本酱油类似），是发酵大豆、水、盐和小麦的产物。酱油含有盐和天然存在的谷氨酸，是一种天然的增味剂。最好的酱油会像溜酱油和日本酱油一样熟成一两年，而市售酱油会在几天之内经过人工合成而产生咸味，是人工制成的调味品。

溜酱油

溜酱油也是一种发酵的酱油产品，实际上是在制作味噌时渗到发酵桶顶部的液体。如今，这种浓郁的风味增强剂用了与日本酱油相似的发酵过程，但发酵剂不含小麦。溜酱油口感丰富，口味浓郁，比普通酱油含有更多的氨基酸。

天贝

天贝是一种传统的印尼大豆产品，是通过将煮熟的大豆和天贝菌种一起发酵制成的。发酵过程中大豆表面会形成一种含有真菌的白色菌丝，使大豆变得更易消化，同时也提供了丰富的B族维生素。天贝用途广泛，可用于三明治、沙拉和炖菜等。

豆腐

豆腐是蛋白质和植物雌激素的绝佳来源，用途广泛。豆腐富含钙，零胆固醇，通过从凝结的豆浆中提取凝乳，然后将其压成砖块而制成。豆腐可以用于汤、沙拉、砂锅菜、炖菜和馅饼等各种食品中，也可以用来制作酱料和调味汁以增加奶油般的质地。

乌冬面

一种扁平状面条，就像宽面条一样，制成乌冬面的面粉品种众多，从各种全麦面粉到糙米粉、藕粉，再到未漂白的白面粉，通常会掺入多种面粉。我只用全麦的品种。

青梅酱

青梅酱是一种由青梅肉制成的浓缩调味料。请少量使用，因为它很咸，但它是很多沙拉汁和调味料中的重要成分，也可以淋在玉米棒上调味。

青梅

这是日本的一种发酵梅子（实际上是绿色的杏），带有水果味和咸味。在盐水和紫苏叶中腌制至少一年（越长越好）制成，一般被用来佐以包括谷物在内的各种菜肴。青梅据说可以帮助疗愈胃痛、偏头痛等各种疾病，因为它们能帮助碱化血液。

青梅醋（梅子醋）

这是腌制梅子时留下的咸味液体，非常适合做沙拉汁和泡菜。它也被称为青梅调味料。

醋（糙米醋）

这是一种发酵的调味品。虽然有很多种醋，但它们的酸度可能很高，我选择用发酵糙米和甜糙米制成的糙米醋、梅子醋和香醋。可以很好地帮助排除体内的乳酸。

裙带菜

裙带菜是藻类家族中非常娇嫩的一员，常用于味噌汤和沙拉中。它只需要短暂的浸泡和烹饪即可食用，具有柔和的风味，它是将海藻类蔬菜引入到日常饮食中最佳选择。

关于营养

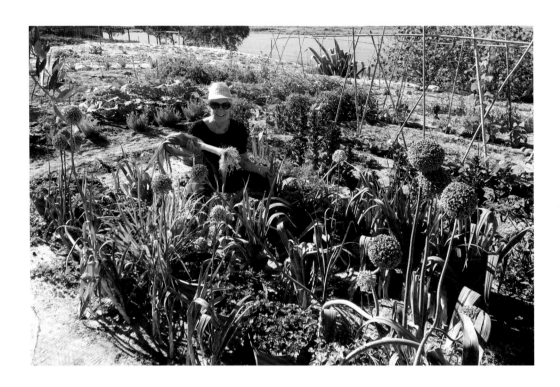

　　培养健康的饮食方式不是什么科学项目，虽然现在如潮涌般爆发的健康信息容易让人迷失方向，而这些新潮的"超级食物"或最新发现的营养秘诀，常常只是商家的一种营销方式。所有好的营养学都告诉我们，创建健康的饮食方式其实非常简单，选择传统以来一直能滋养人体的天然食物，并确保品种的多样化。不需要获得生物学文凭，你也能做出一顿合格的晚餐。

　　健康问题很少是因为缺少一种营养素而造成的。贫穷是营养不良的主要原因。在发达国家，造成最多问题的是能量过剩而非不足。我们对脂肪、动物蛋白和简单糖的大量消费是造成饮食相关疾病的主要原因。对单一营养素的过度关注通常只会引起恐慌，我们的重点应该放在健康饮食的整体结构上。这并不意味着我们忽略了营养科学；恰恰相反，营养科学为我们提供了评估所选食物营养价值的参考。

　　以下列出的是构成人类营养基础的营养素。它们提供了能量，决定了我们寿命的长短。如你所料，我们吃的食物能够减轻消化负担，为我们提供最大化的宏量和微量营养素，并有效地预防疾病。构成良好健康基础的5种基本营养素是：碳水化合物、蛋白质、脂肪、维生素、矿物质和水。

碳水化合物

身体的运转依靠碳水化合物，它是我们身体的主要能量来源，对于大脑功能显得尤为重要。葡萄糖是保证身体所有细胞发挥功能的主要燃料。

碳水化合物一般指的是淀粉或糖。很多人一听到这两个词，唯恐避之不及。但其实真正的问题在于，现代的饮食模式里碳水化合物大多被精制加工处理过并去除了富含营养的部分。对碳水化合物的偏见和指责大多都是不真实的，人们忽略了精制加工食品和天然的全食物之间的区别。

商业制造的面粉产品，如面条、面食、早餐谷物、软饮料、糖果、蛋糕、松饼，甚至减肥布丁和甜点均由精制碳水化合物制成。这些零食容易使人体重增加，并可能因血糖升高或肠道紊乱而给人体带来健康问题。

未精制的碳水化合物存在于全谷物、全麦面包、面食、土豆、红薯、豆类、大多数的根茎类蔬菜、南瓜和水果中。这些是健康糖的来源。它们之所以健康，是因为它们消化缓慢并保留了膳食纤维、矿物质、维生素和蛋白质，从而减慢了糖的吸收并促进新陈代谢。整体而言，它们为肠道有益菌群提供了健康的益生元。

最近有些文章提到植物凝集素的负面影响，这些是大多数植物中天然存在的碳水化合物结合蛋白。它们在保护植物免受真菌和其他生物等外部病原体的侵害中发挥作用。一些常见的主食，例如谷物和豆类，具有较高浓度的各种凝集素。一些人列出了小麦凝集素对健康的不利影响，并建议少食用富含凝集素的食物。

最新的研究数据中，当食用炊熟、烘烤或精加工食品时，并未显示凝集素对人体健康的负面影响。实际上，数据表明食用富含凝集素的食物可降低患2型糖尿病、心血管疾病和某些类型癌症的风险，并有助于长期控制体重。烹饪能改变食物，但是一些科学研究并没有说明这一点，却经常用它来推广新的理论，即为什么我们应该害怕几个世纪来已经成为人类健康饮食体系一部分的食物。

那些在食品配料表上常见的精制糖、蔗糖、葡萄糖、果糖、麦芽糖和乳糖等，本质上都是一样的，我们应该避免食用。

天然加工的大米或大麦麦芽是甜味剂的最佳选择，因为它们有更多的矿物质和维生素。我有时在特殊场合会使用一些枫糖浆。

蛋白质

如果说碳水化合物是人体的燃料，那么蛋白质则是结构。蛋白质为细胞和组织提供基础，并控制生化反应和辅助免疫系统。蛋白质能调节新陈代谢和激素分泌，修复受损细胞并创造新细胞。所有植物性食物中都含有不同程度的蛋白质。

人们一个比较普遍的印象是通过吃肉我们就会得到肌肉，因为肌肉大多数是由蛋白质构成的。这种假设类似于"如果我读伟大的小说，我也会成为畅销书作家"一样。事实是我们吃进去的所有食物都会先被分解，然后再根据我们身体的特定需求进行重组。

当我们摄取牛肉、鸡肉或猪肉的蛋白质时，它已经被组建成牛、鸡或猪的蛋白质形式。我们的身体必须先分解它，以便从中重组出适合人类的蛋白质。无论是动物蛋白还是植物蛋白都需要先被分解。

蛋白质的基本成分是氨基酸。它是我们创造人类蛋白质所需的原料。人体健康所需的20多种氨基酸中，有8种被认为是必需氨基酸，它们必须从我们的饮食中摄取，但不必单一食用。如果你每天都吃谷物、豆类和蔬菜，则能确保所有必需的氨基酸摄入，即足够的蛋白质。

举个例子，豆类的赖氨酸含量高而蛋氨酸含量低，而谷物则相反，它们具有互补的作用。这意味着如果在一天（甚至两天）的时间内同时食用豆类和谷类，它们的氨基酸将相互补充，并提供比单独的任何一种都更高质量的蛋白质。几千年来，传统文化已经认识到这种互补的关系。谷物和豆类的组合在世界各地的农业社会中几乎是普遍存在的。

脂肪

脂肪是仅溶于酒精（不溶于水）的有机化合物，它们也被称为脂质。它们作为一种能量储备储存在体内，并且是人体细胞膜的重要组成部分。在健康的人体中，它们具有保护细胞结构的作用，尤其是上皮细胞。在健康饮食中，与碳水化合物和蛋白质一样，脂肪是困扰很多人的一种营养素。

我们需要脂肪来帮助吸收维生素A、维生素D、维生素E和维生素K，即"脂溶性维生素"。脂肪还可以填充你的脂肪细胞，并使你的身体保持恒温。脂肪由多种脂肪酸组成，我们对脂肪酸的需求很小。根据美国国家科学院的建议，每天只需1/4茶匙的脂肪酸即可满足我们的日常需求。食用种子、坚果、谷物和豆类，你将很容易达到最低要求。

一般而言，脂肪的主要用途是在寒冷的环境中发挥生热功能，可以产生热量和保持恒温，并使食物更美味（脂肪触发多巴胺反应）。高脂饮食很可口，但对健康来说是个挑战。

过去关于脂肪好坏的判断与饱和脂肪、不饱和脂肪有关。"好"脂肪通常被认为是植物性食品中普遍存在的那些不饱和脂肪，这些脂肪存在于橄榄、大豆、玉米、坚果、种子中，少量存在于谷物和一些蔬菜中。从食物中提取出来的脂肪在室温下能保持液态，普遍以植物油形式被使用。这些油大多数是从工厂里经过化学加工的，很少是压榨提取的，它们是高度加工的产品。

多年来，人们的关注点一直放在减少"不良"的饱和动物脂肪上，例如黄油、芝士、牛奶和高脂肪的肉类等。因此，食品工业开始生产"低脂"产品，并推广使用植物油，号称使用健康植物油也能有类似动物脂肪的味道或口感。但其导致的最终结果是相同的。

常识告诉我们，高脂肪食物都很难消化，会导致血液黏稠。无论这些多余的脂肪是来自于植物油还是动物，这没有什么区别。每汤匙植物油约有120千卡热量，并且是100%的脂肪，没有纤维，几乎没有营养价值。

油会导致红细胞聚集在一起，从而限制了它们吸收和输送氧气给细胞的能力。这些聚集的团块也会导致我们的血液流动减慢。研究表明，高脂餐后4小时，我们的血流量会减少30%以上。你会注意到，本书的食谱中没有使用添加油，但是依然不影响食物的美味。坚果和种子提供了极好的脂肪来源和干净、丰富的口感。

维生素

维生素是我们需要定期补充的微量营养素。它们是有机化合物，被认为是人体自身无法制造或合成的，必须通过饮食来获得。人体健康需要约13种维生素。维生素主要分为两大类：脂溶性维生素和水溶性维生素。

脂溶性维生素储存在人体的脂肪组织和肝脏中。它们比水溶性维生素更容易储存，并且可以在体内保留数天，有的则能保留数月。它们在脂肪的帮助下通过肠壁被吸收。维生素A、维生素D、维生素E和维生素K是脂溶性的。维生素D和维生素K可以由人体制造。

水溶性维生素会迅速从尿液中排出。因此，它们不会停留在体内，与脂溶性维生素相比，它们需要更频繁地更换。维生素C和所有B族维生素都是水溶性的。

维生素A是脂溶性维生素。它对视力和免疫系统很重要。胡萝卜、西蓝花、红薯、羽衣甘蓝、甘蓝类蔬菜、杏仁、哈密瓜和甜瓜中都含有丰富的维生素A。

维生素B_1是水溶性维生素。缺乏维生素B_1会导致脚气病。它通常存在于谷物、葵花子仁、糙米、全麦、芦笋、羽衣甘蓝、菜花、土豆和橙子中。

维生素B_2是水溶性维生素。缺乏维生素B_2则会引起维生素B_2缺乏症（一种蛋白缺乏的疾病），可能导致肝脏功能障碍。通常在较贫穷的人群中会发现这种问题。维生素B_2存在于芦笋、香蕉、柿子、秋葵、甜菜和青豆中。

维生素B_3是水溶性维生素。缺乏维生素B_3会导致糙皮病，一种引起腹泻、精神障碍和皮炎的疾病。其优质来源包括牛油果、枣、番茄、绿叶蔬菜、西蓝花、胡萝卜、红薯、芦笋、坚果、全谷物、豆类、蘑菇和啤酒酵母。

维生素B_5是水溶性维生素。缺乏维生素B_5会导致触觉异常（发麻）。良好的食物来源包括全谷物（未去麸皮）、西蓝花和牛油果。

维生素B_6是水溶性维生素。缺乏维生素B_6会导致贫血或周围神经病变（损害除大脑和脊髓以外的神经系统部分）。良好的食物来源包括全谷物、香蕉、蔬菜和坚果。

维生素B_7是水溶性维生素。缺乏维生素B_7会引起皮炎或肠炎（肠道发炎）。良好的食物来源包括坚果、种子、牛油果和红薯。

维生素B₉是水溶性维生素。怀孕期间缺乏维生素B₉会导致新生儿先天缺陷。优质的食物来源包括绿叶蔬菜、豆类和葵花子仁等。一些水果和啤酒中也存在部分维生素B₉。

维生素B₁₂是水溶性维生素。这是纯素食者唯一需要真正关注的必需营养素。缺乏维生素B₁₂会导致巨幼细胞贫血（骨髓产生异常和未成熟的红细胞）。维生素B₁₂由土壤和动物肠道中的细菌产生。尽管人类的消化道中会产生维生素B₁₂，但它的吸收率比较低。在成年人体中，维生素B₁₂可以在体内保存长达6年的时间。

维生素B₁₂对神经系统的健康至关重要，长期缺乏维生素B₁₂最终会导致神经系统症状。建议从强化酵母提取物和营养酵母等食品中摄入维生素B₁₂。纯素食者建议服用营养补充剂。在早期的自然平衡饮食体系中，有人声称一些发酵食品，如味噌和天贝含有大量维生素B₁₂；然而，只有在细菌多的生产环境下才能实现。而在现代工业化生产中，我们痴迷于保护自己免受有害细菌侵害，这意味着我们也无法从有益细菌的直接或间接好处中获益。

其实很容易理解为什么我们会认为维生素B₁₂存在于一些实际上不含它的食物中。可能有维生素B₁₂类似物的存在，其功能与维生素B₁₂不同，但在分析试验中的表现相似。其中一些是无害的，但另一些附着在受体部位并限制它们发挥作用。例如，自制的天贝和一些家庭自制的发酵蔬菜（如泡菜）中可能含有维生素B₁₂，在蔬菜来源的食物中，海苔被证明含有大量的活性维生素B₁₂。

许多素食主义者食用强化的早餐谷物、强化的豆浆和强化的仿荤肉为自己提供足够的维生素B₁₂。这当然可以解决营养问题；但是我更喜欢简单的营养补充剂，避免使用"强化"食品。特定品牌的营养酵母粉是可靠的维生素B₁₂来源，一定要检查其营养成分标签或成分表，以确保你收到的维生素B₁₂是活性形式，维生素B₁₂也称为钴胺素或氰钴胺素。在网络上或药店中，可以很容易找到纯素食者需要的维生素B₁₂补充剂。

少数没有明显可靠维生素B₁₂来源的人，似乎在临床缺乏维生素B₁₂的情况下，依然安然无恙地生活了20年或更长时间。这个问题还需要更多的研究，但是营养补充剂是公认的最好途径。维生素B₁₂是唯一一种不能从多样化的、含有大量蔬菜和水果的植物性饮食中获得的维生素，包括暴露于阳光下。与食用以肉为主的英国饮食相比，使用补充剂的素食主义者患维生素B₁₂缺乏症的可能性较小，而以肉食为主的人群中有多达10%的人患有维生素B₁₂缺乏症。

维生素C是水溶性维生素。它是一种强大的抗氧化物，有助于防止细胞受损。缺乏维生素C则可能会导致巨幼细胞贫血，和红细胞生成过程中导致的DNA受损有关。良好的食物来源包括水果和蔬菜。烹饪会破坏维生素C，因此生食少量蔬菜或水果是个好办法。

维生素D是脂溶性维生素。它帮助骨骼吸收钙质，保持骨骼强壮。缺乏维生素D会导致佝偻病和骨软化症（骨骼变软）。暴露于阳光或人工来源的紫外线后，皮肤中会产生维生素D。在蘑菇中也发现含有维生素D。

维生素E是脂溶性维生素，并且是强大的抗氧化剂。缺乏症状并不常见，但可能会导致新生儿溶血性贫血（这种情况下血细胞被破坏并过早从血液中清除）。良好的食物来源包括杏仁、牛油果、坚果、绿叶蔬菜、小麦胚芽和全谷物。

维生素K是脂溶性维生素，对血液凝结至关重要。缺乏维生素K则可能会导致容易出血（异常敏感的易出血体质）。优质的食物来源包括绿叶蔬菜、牛油果、猕猴桃和欧芹。

矿物质

我们饮食中的矿物质对于增强骨骼、牙齿、血液、皮肤、头发、肌肉以及神经功能和代谢过程至关重要。我们需要大量的钙、氯、镁、磷、钾、钠和硫。其他矿物质（通常称为"微量矿物质"）也非常重要。它们包括铁、镍、锌、碘、硒、硅、铬、钼、钒和钴。食用多样化的植物性饮食（例如人类生态饮食）可确保充分摄入所有这些元素。

钾、钠、钙、镁和氯是几乎所有蔬菜中都能找到的电解质。电解质是溶于水后能够导电的化合物。它们调节神经和肌肉功能、人体酸碱度、血压和受损组织的重建。电解质水平不平衡会导致肌肉无力或肌肉收缩过度。

钙和磷有助于骨骼健康。它们在各种植物性食物中都大量存在，包括羽衣甘蓝和甘蓝类蔬菜、红薯、西蓝花、胡萝卜、鹰嘴豆以及几乎所有其他种类的豆类、全谷物和水果。

铁对血液的制造至关重要。人体中约70%的铁存在于血液的红细胞（血红蛋白）和肌肉细胞（肌红蛋白）中。血红蛋白将氧气从肺部运送到细胞和组织。绿叶蔬菜、豆类和干果中都含有铁。

锌可确保身体的免疫系统正常运转。它在细胞分裂、细胞生长、伤口愈合和碳水化合物分解中起作用。锌对认知、嗅觉和味觉功能也很重要。

碘是制造甲状腺激素所必需的，甲状腺激素控制人体的新陈代谢，对于怀孕及婴儿期的骨骼和大脑正常发育至关重要。碘缺乏症是全球公共卫生问题，影响了全球近1/3的人。由于土壤中的碘含量差异很大，因此从植物性食品中获取是不可靠的。海藻类蔬菜可能含大量的碘，也可能只有少量存在。最好的来源是海军豆、带皮土豆、掌状红皮藻和海带等。

所有绿色蔬菜中都富含矿物质，它们是任何健康饮食都不可或缺的一部分。所有对人体健康必不可少的56种矿物质（包括钙、镁、钾、碘、铁和锌）与重要的微量矿物质（如硒）一起存在于海洋蔬菜中（硒由于土壤去矿化作用而经常在陆地蔬菜中缺乏）。海藻类蔬菜中的矿物质以螯合胶体形式存在，使它们更易于消化和利用。虽然通常少量食用，但它们可以成为健康饮食的重要组成部分。

水

水对我们的健康至关重要。按重量计，人体的水含量为65%，蛋白质含量为20%，脂肪含量为12%，此外还有少量杂物。就分子数量而言，我们几乎完全是由水构成的。

当我们出生时，我们就像甜美的李子，但是随着年龄的增长，我们变得像干梅子（内部和外部）。喝水是我一直热衷于向所有学生和客户讲授的东西，因为大多数人存在脱水的现象。

一个简单的经验是，起床时喝2杯水，午餐前喝一两杯水，晚餐前喝2杯水。避免在进餐时喝水，因为它会稀释消化酶。如果需要的话，养成这个好习惯，这是恢复体内细胞水分的重要办法。可以全天喝水，但请不要喝冷的饮料，尤其是冰饮，因为它会使肾脏变冷。在室温下喝天然泉水或过滤水。确保使用过滤水系统以获得最佳的水合作用。瓶装水是死水，并会从塑料瓶中浸出二氧化碳。水对促进体内毒素的排出非常重要。

小时候，我们没有茶、没有咖啡，我和六个兄弟姐妹是喝普通水长大的。我的妈妈在93岁的时候仍然每天喝2次热水，从未喝过茶或咖啡。意识到水合作用和饮用水的重要性是我日常饮食中一直注意的问题。

参考文献

[1] Neal Barnard. Dr. Barnard's Programme For Reversing Diabetes[M]. Pennsylvania: Rodale, 2006.

[2] T. Colin Campbell. The China Study[M]. Dallas: Benbella Books, 2005.

[3] Rachel Carson. The Silent Spring[M]. New York: Penguin, 1962.

[4] Gary L.Francione, E. Charlton Anna. Eat Like You Care[M]. New Jersey: Exempla, 2013.

[5] Michio Kushi. The Macrobiotic Way[M]. New Jersey: Avery Books, 1985.

[6] John McDougall. The Healthiest Diet on The Planet[M]. New York: Harper One, 2016.

[7] Nandita Sha. Reversing Diabetes in 21 Days[M]. India: Penguin Random House, 2017.

[8] Bill Tara. Macrobiotics and Human Behaviour[M]. New York: Japan Publications, 1985.

[9] Verne Varona. Macrobiotics for Dummies[M]. Indiana: Wiley, 2009.

[10] Marlene Watson-Tara. Macrobiotics for All Seasons[M]. Chichester: Lotus, 2012